緑内障を
見逃さない
眼底・OCTの見かた

 編集 **富田剛司** 東邦大学医療センター大橋病院眼科教授

序 文

緑内障は視神経の疾患であり，視神経乳頭や網膜神経線維に陥凹拡大や網膜神経線維層欠損などの緑内障特有の変化が生じる。またこれらの視神経の変化に伴って，緑内障に特徴的な，Bjerrum（ブイェルム）領域内の暗点の出現あるいは鼻側階段状視野欠損等が出現する。したがって，眼底検査にて緑内障に特徴的な所見を認め，視野検査で緑内障に特徴的な暗点が検出されれば緑内障の診断がつくことになる。

学生の試問においては，乳頭陥凹拡大や鼻側階段状視野欠損等が答えられれば満点である。しかしながら，我々眼科臨床を長年やってきた者からみれば，100点をとった優秀な学生がすぐに実臨床で緑内障の診断ができるかと問われれば，首を捻るだろう。なぜだろうか。その大きな理由の1つは，個々の患者の眼底がバラエティーに富んでいるからである。特に視神経乳頭の形状の多様性は，緑内障診断を一筋縄ではいかないものにしている。典型的な変化であれば初心者でも判断がつくが，面積が$1mm^2$を切るような小乳頭例や，強度近視に伴う近視性乳頭から緑内障性変化を判断するのは時に非常な困難を伴う。それならば，網膜神経線維層変化の検出に的を絞ればよいではないかとも思われる。確かにこちらの観点から診断するほうが分はよさそうなのであるが，網膜神経線維層変化を示すのは緑内障に限らないという点も忘れてはならない。

このような問題を抱えながら緑内障診断のために眼底検査がなされてきたが，近年の光干渉断層計（OCT）の発展により，状況は変化してきた。もちろん，これまで述べたような緑内障診断における問題点が一挙に解決されたわけではないが，眼底鏡や眼底写真で判断するよりも，OCT画像を読むほうが，網膜神経線維の変化がよりわかりやすくなったのは確かである。さらに，緑内障視神経症の本態である，網膜神経節細胞の減少を直接計測できるようになったことも，より早期の緑内障を診断できるきっかけともなってきた。本書では，眼底写真でどのように緑内障を診断するかという基本をまず押さえて頂く。その上で，OCTではどのような緑内障変化をとらえることができるのかを，OCT機器のそれぞれの特徴を解説した上で，総論と各論に分けて実症例を挙げながらわかりやすく解説した。さらに緑内障との鑑別に苦しむ病態にも，特別に章を設けて解説した。本書が，読者にとってOCTを用いた緑内障診断のバイブルになれば望外の喜びである。

2017年師走　編 者

目 次

執筆者一覧

編 者

富田剛司　　東邦大学医療センター大橋病院眼科 教授

執筆者（執筆順）

三嶋弘一　　公立学校共済組合関東中央病院眼科 部長

大鳥安正　　国立病院機構大阪医療センター眼科 部長

大久保真司　おおくぼ眼科クリニック 院長／金沢大学医薬保健学域医学類眼科学 臨床教授（学外）

高橋現一郎　東京慈恵会医科大学葛飾医療センター眼科 診療部長

富所敦男　　東中野とみどころ眼科 院長

安樂礼子　　東邦大学医療センター大橋病院眼科 助教

宇田川さち子 金沢大学附属病院 視能訓練士

渡邉友之　　東京慈恵会医科大学眼科学講座

中野　匡　　東京慈恵会医科大学眼科学講座 主任教授

北　善幸　　杏林大学医学部眼科学教室 講師

溝上志朗　　愛媛大学大学院医学系研究科視機能再生学講座 准教授

三木篤也　　大阪大学眼科学教室脳神経感覚器外科学（眼科学）講師

雲井美帆　　国立病院機構大阪医療センター眼科

相澤奈帆子　東北大学大学院医学系研究科神経感覚器病態講座眼科学分野 助教

中澤　徹　　東北大学大学院医学系研究科神経感覚器病態講座眼科学分野 主任教授

山下高明　　鹿児島大学大学院医歯学総合研究科先進治療科学専攻感覚器病学講座眼科学分野 診療講師

藤本尚也　　大木眼科クリニック

横山暁子　　井上記念病院眼科 部長

山下　力　　川崎医療福祉大学医療技術学部感覚矯正学科 講師

赤木忠道　　京都大学大学院医学研究科眼科学教室 講師

1 視神経乳頭所見

三嶋弘一

Point

- 緑内障視神経症における乳頭所見の特徴は視神経乳頭辺縁 (リム) の菲薄化, および同部位の陥凹拡大と神経線維層欠損(nerve fiber layer defect: NFLD) である。
- 局所的な陥凹拡大から始まることも多く, 見逃さないことが重要である。
- 乳頭出血や, 乳頭周囲脈絡網膜萎縮 (parapapillary chorioretinal atrophy：PPA) などの随伴所見も重要である。

1 緑内障診断における視神経乳頭所見を含む眼底所見の重要性

- 多治見スタディにおいて本邦の40歳以上人口における緑内障有病率は5.0%であり, またその中でも正常眼圧緑内障が3.6%と最も頻度が高いことから, 眼圧検査ではほとんどの緑内障を見逃すことになる[1)2)]。
- 緑内障を見逃さないためには, 眼底における緑内障性視神経乳頭所見および網膜神経線維層 (retinal nerve fiber layer：RNFL) 所見をとらえることが重要である。

2 眼底写真でみる緑内障診断

- 緑内障性変化を判定するにあたり, 視神経乳頭所見をとらえるには乳頭部分を拡大した眼底写真のほうが判定しやすい。反対にRNFL所見をとらえるには広角の眼底写真のほうが判定しやすい (**図1**)。
- 一般的な眼底写真にて視神経乳頭所見をとらえるには3次元的観察ができないことが欠点となるが, ステレオ眼底写真が記録可能であれば3次元観察も可能となる。

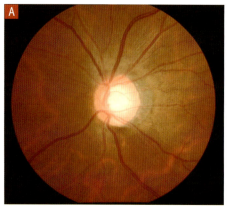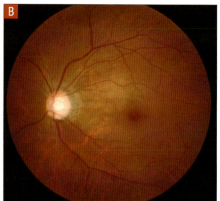

図1　緑内障眼の眼底写真の比較
A：乳頭中心の拡大写真
B：乳頭と黄斑部の広画角写真

3　緑内障における視神経乳頭所見

緑内障では神経線維が障害されるため，視神経乳頭部において神経線維部分にあたる辺縁（リム）が菲薄化し，その内側部分にあたる陥凹が拡大する。辺縁の内側境界は二次元的な判定では血管の屈曲点が目安になる（図2）。以下に視神経乳頭の質的判定について述べる。

1. notching（辺縁部切痕）（図3）

緑内障の特に初期から中期においては，びまん性の陥凹拡大よりも局所性の陥凹拡大がみられることが多い。局所性の陥凹拡大が進行するとその部位のリムが切痕状の菲薄化をきたす。これをnotchingと呼び，上下耳側にみられることが多い（図3）[3]。

2. bayonetting（図4）

XY方向への陥凹拡大がさらに進めば，リムの下掘れを起こし，その部分の血管の強い屈曲がみられる。これをbayonettingといい，視神経乳頭陥凹拡大が顕著であることを示す。

3. laminar dot sign（図5）

陥凹の拡大が深さ方向（Z方向）に進めば陥凹底が篩状板に近づくことにより，篩状板孔が透見できるようになる。これが観察されている場合，陥凹の深さはかなり深いことが推測されるが，ときに生理的陥凹においても観察されることがある。

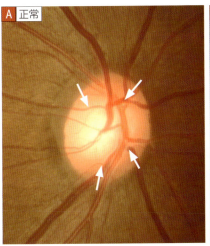 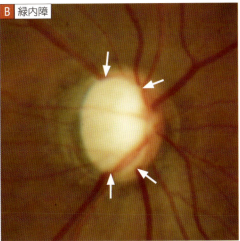

図2 正常眼と緑内障眼の視神経乳頭所見

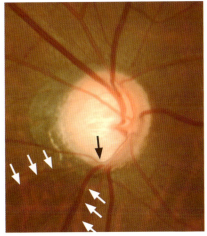

図3 notching

下耳側に局所的なリムの菲薄化がみられる（黒矢印）。対応する部位に神経線維層欠損もある。

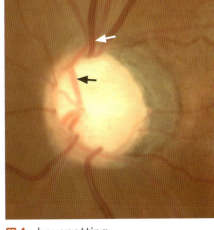

図4 bayonetting

視神経乳頭陥凹の深掘れと内掘れにより血管が強く屈曲している。強い陥凹拡大を示す所見。

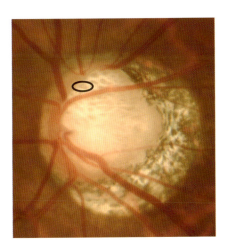

図5 laminar dot sign

視神経乳頭篩状板孔が透見できる。深さ方向への陥凹拡大が進んでいる所見であるが，時に生理的陥凹でも観察できる。

4. 乳頭出血 (disc hemorrhage：DH) (図6)

- 視神経乳頭辺縁部分に小出血が認められることがあり，これを乳頭出血という。notchigやNFLDの存在する部位に出現しやすい。健常者では0.2%しか認められないのに対し，緑内障眼では8.2%において認められたことが多治見スタディで報告されている[4]。またDHが観察された症例では，そうでない症例と比較して視野進行の割合が高いことが知られている[5]。

5. 乳頭周囲脈絡網膜萎縮 (PPA) (図7)

- 多くは視神経乳頭耳側にみられる脈絡網膜萎縮である。全周性のこともある。PPAは大きく，αとβにわけられ，PPAαは不正な色素の過剰や低色素領域とされ，単独もしくはPPAβの外側にみられ，正常でも多い。PPAβはBruch膜の露出や脈絡膜，強膜が透見できるもので，より病的意義が高いとされる (PPAγについては第3章2. 近視緑内障の項，59頁参照)。

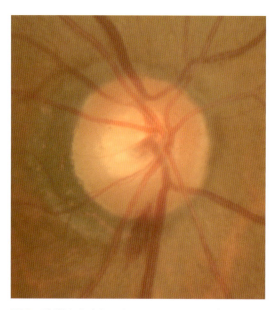

図6 乳頭出血 (disc hemorrhage：DH)
視神経乳頭の辺縁部にみられる小出血

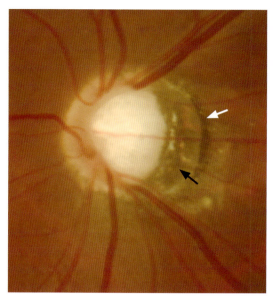

図7 乳頭周囲脈絡網膜萎縮 (PPA)
大きくPPAα (白矢印) とPPAβ (黒矢印) にわけられる。

4 視神経乳頭の量的判定

1. 陥凹の大きさの判定：垂直C／D比（図8）

- 視神経乳頭の垂直陥凹（C）径と乳頭（D）径の比をとったものである。値は0～1までで，少数で表すことが多い。値が大きいほど陥凹が大きいことを示す。正常眼では多くの場合C／D比は0.3以内であり，0.7を超えるものは全体の1～2％である。

2. 辺縁の厚みの判定：R／D比（図9）

- 乳頭中心を通る乳頭断面における辺縁（R）の幅と乳頭（D）径の比をとったものである。値が小さいほど辺縁が薄いことを示す。
- Fosterらが提唱する量的判定に基づいた診断基準を表1に示す[6]。しかし，最終的な診断は質的，量的所見を組み合わせて総合的に判断すべきとされる[3]。

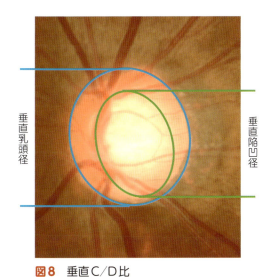

垂直乳頭径　垂直陥凹径

図8　垂直C／D比
視神経乳頭陥凹の量的判定に用いられる。

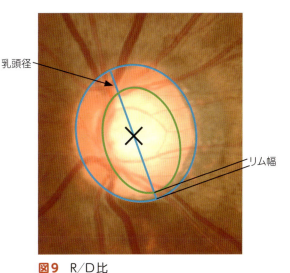

乳頭径

リム幅

図9　R／D比
視神経乳頭の辺縁（リム）の量的判定に用いられる。
×：乳頭中心

表1　乳頭形状の量的判定による緑内障診断基準

	垂直C／D比	上・下極R／D比	両眼C／D比の差	NFLD
対応する視野異常あり	0.7以上	0.1以下	0.2以上	あり
乳頭所見のみ	0.9以上	0.05以下	0.3以上	

いずれかひとつ

（文献6より引用）

● 文 献 ●

1) Iwase A, et al：The prevalence of primary open-angle glaucoma in Japanese：the Tajimi Study. Ophthalmology. 2004；111(9)：1641-48.

2) Yamamoto T, et al：The Tajimi Study report 2：prevalence of primary angle closure and secondary glaucoma in a Japanese population. Ophthalmology. 2005；112(10)：1661-69.

3) 日本緑内障学会：緑内障診療ガイドライン第3版. 日眼会誌. 2012；116(1)：3-46.

4) Yamamoto T, et al：Optic disc hemorrhages detected in a large-scale eye disease screening project. J Glaucoma. 2004；13(5)：356-60.

5) Rasker MT, et al：Deterioration of visual fields in patients with glaucoma with and without optic disc hemorrhages. Arch Ophthalmol. 1997；115(10)：1257-62.

6) Foster PJ, et al：The definition and classification of glaucoma in prevalence surveys. Br J Ophthalmol. 2002；86(2)：238-42.

2 網膜神経線維層変化

大鳥安正

Point

● 網膜神経線維層 (retinal nerve fiber layer：RNFL) 欠損 (nerve fiber layer defect：NFLD) は無赤色眼底写真により鮮明に検出できる。
● 近視や小乳頭を伴う緑内障では，RNFL欠損が診断の決め手となりうる。
● RNFL欠損の幅が広がることで病態の進行を確認できる。

1 眼底写真を用いた緑内障網膜神経線維層変化の診断

- 光干渉断層法 (optical coherence tomography：OCT) が現在ほど普及するまでは，眼底写真を読影することが緑内障診断の基本であった。現状でも人間ドックなどの眼科検診ではカラー眼底写真 (デジタル画像が主流) で緑内障があるかどうかを判定しなければならない。

- 視神経乳頭所見に関しては前項で解説されているが，ここではRNFL欠損についての読影のポイントについて解説する。

- 眼底写真を撮影する場合には網膜血管および血管の交叉部位にフォーカスを合わせていることが多いのに対して，RNFL欠損を撮影する場合には厳密には網膜血管よりもより表層 (硝子体側) にフォーカスを合わせる必要がある。また，無赤色眼底写真を撮影することで，より鮮明にわずかなRNFL欠損も描出できる。

- 現在普及しているデジタル眼底カメラでは最大透過率が495nm付近にあるフィルターを用いて撮影する。眼底写真と同時に自動で無赤色眼底写真が記録できる機種もあるが，基本的には眼底写真の撮影条件で波長を変えて擬似カラーとしているものであり，RNFLにフォーカスを合わせているわけではないので，初期のRNFL欠損はとらえにくいことがある。

2 診断上の注意──近視，小乳頭

- 近視眼では紋理（豹紋状）眼底を呈していることが多く，無赤色眼底写真で明瞭なRNFL欠損を観察できることが多い（**図1**）。また，視神経乳頭陥凹の判別が困難な小乳頭ではRNFL欠損が緑内障を疑う決め手となる。RNFL欠損は網膜の微小循環障害でも生じることから，視神経乳頭陥凹がある部分に一致してRNFL欠損があるかどうかを確かめておくことが重要である。

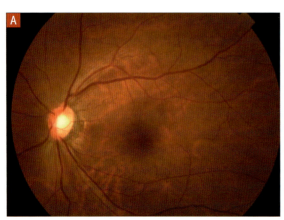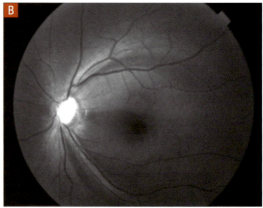

図1　眼底写真と無赤色眼底写真
46歳女性。左眼，視力0.3（1.5×S−1.25D），眼圧14mmHg，中心角膜厚0.555mm。眼底写真（A）では不鮮明な網膜神経線維層欠損が，無赤色眼底写真（B）では上耳側，乳頭黄斑線維，下耳側に明瞭に網膜神経線維層欠損が描出される。本症例のような小乳頭では，乳頭陥凹所見のみでは緑内障の診断は困難である。

3 経過観察上の注意

- 経過観察中にRNFL欠損の幅が徐々に広くなることは，網膜の構造的変化が進行していることを意味する（**図2**）。初期症例ほどRNFL欠損が描出しやすいので，初診時には可能な限り眼底写真および無赤色眼底写真を撮っておくことをお勧めする。
- OCTの黄斑部内層厚解析の3D thicknessマップでも変化をとらえることはできる（**図3**）が，無赤色眼底写真のほうが客観的に変化をとらえやすい。加えて，OCTでは定量評価が可能であるが，機種が変わると比較ができなくなり，メーカーが同じでも測定方法やソフトウェアの変化に伴って，過去のデータとの比較が難しくなることがある。

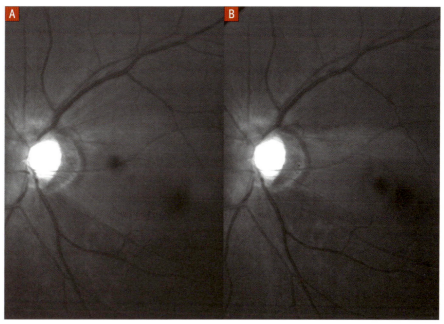

図2 無赤色眼底写真による網膜神経線維層欠損の変化

初診時, 52歳女性, 左眼原発開放隅角緑内障（A）。5年間, 点眼治療で眼圧はlow teensを維持できていたが, 上および下耳側の網膜神経線維層欠損の幅が黄斑部寄りに拡大しているのがわかる（B）。

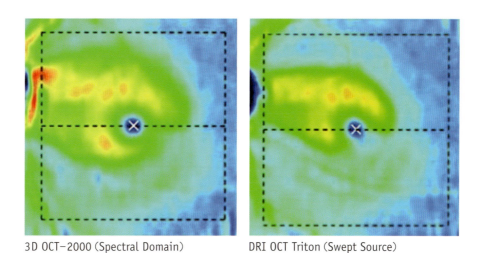

3D OCT−2000 (Spectral Domain)　　　DRI OCT Triton (Swept Source)

図3 図2と同一症例の黄斑部内層厚の変化

網膜神経線維層厚, 網膜神経節細胞層, 内網状層を合わせた黄斑部内層厚の3D thicknessマップでは, 図2と同様に, 5年の間に上下方向で菲薄化している。

● **参考文献** ●

緑内障治療ガイドライン（第3版）：日眼会誌. 2012；116(1)：5−46.

3 眼底変化と視野障害との一致性の判定

大久保真司

Point

- 緑内障性視野障害は，必ず網膜神経線維の走行に対応している。乳頭リムの菲薄化とそれにつながる網膜神経線維層（retinal nerve fiber layer：RNFL）欠損と視野障害が対応していることを確認する必要がある。
- 網膜神経線維の走行は，①乳頭黄斑線維束，②弓状線維，③放射状線維束の3つのパターンがある。
- 眼底変化と視野の関係を考える際には，中心窩近くでは解剖学的に視細胞と網膜神経節細胞が位置ずれをきたしていること（retinal ganglion cell displacement：RGC displacement）を念頭に置く必要がある。

1 網膜神経線維束の解剖（図1）

- 乳頭黄斑線維束は，黄斑部にあるRGCから生じた網膜神経線維が鼻側は水平に走って乳頭耳側に水平に入り，中心窩より耳側の乳頭黄斑線維は水平線から垂直に出て，鼻側の黄斑線維を囲むように乳頭耳側に入る[1]。

- 弓状線維は，黄斑部よりも耳側周辺部網膜の網膜神経線維より成り，水平縫線（temporal raphe）の上下に分かれて走行し，乳頭黄斑線維束を弓状に囲むように視神経乳頭の上下縁付近に入る。弓状線維では，水平縫線が上下の網膜神経線維の境界となっているために，上下の網膜神経線維の変化は独立したものとなる。したがって，視神経乳頭の上下いずれかに限局した緑内障性変化では，その視野障害はこの水平経線を越えて拡大することはない。

- 放射状線維束は，鼻側網膜のRGCの神経線維が視神経乳頭の鼻側に視神経乳頭を中心に放射状に入り，耳側視野を担当する。

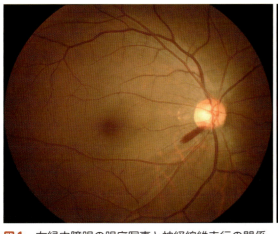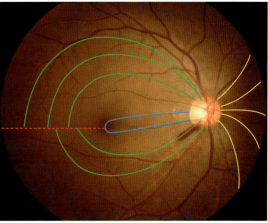

図1 右緑内障眼の眼底写真と神経線維走行の関係
赤破線：水平縫線，青線：乳頭黄斑線維束，緑線：弓状線維，黄線：放射状線維

2 網膜と視野の対応

網膜と視野の対応は，たとえば上方の網膜は視野の下方に，耳側網膜は視野の鼻側に
対応している。中心窩は固視点に対応して，網膜と視野をお互いの鼻側と耳側に分け
ている。視神経乳頭は中心窩の鼻側で，視神経乳頭の中心は中心窩を通る水平経線の
やや上に位置する。そのためMariotte盲点は，固視点の耳側で，固視点を通る水平
経線のやや下方になる。

3 眼底所見と視野を対応させて見るためには（図2）

眼底写真（直像）と視野検査結果を対応させて見るためには，中心窩と視神経乳頭の位
置関係はそのまま固視点とMariotte盲点の関係と同じで，上下だけを反転して対応
させる必要がある。

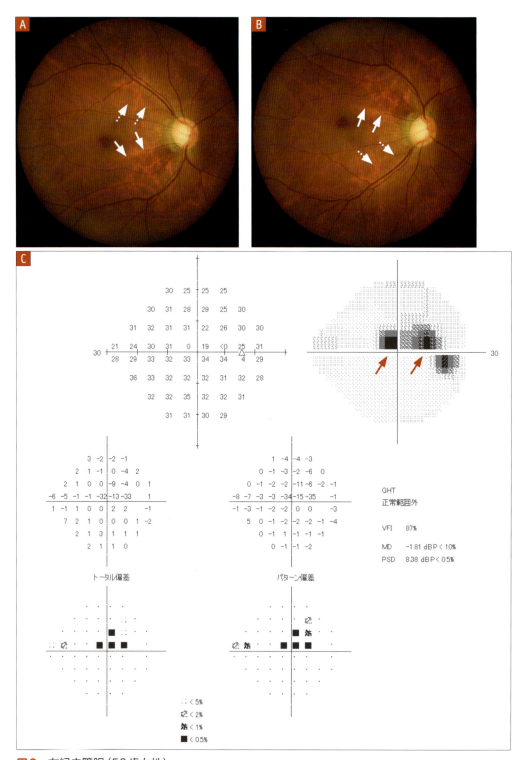

図2　右緑内障眼（58歳女性）

A：眼底写真。下耳側（白矢印），上耳側（白破線矢印）に網膜神経線維層欠損が認められる。

B：視野に対応させるために上下反転させた眼底写真

C：Humphrey視野24−2。反転した眼底写真（B）の網膜神経線維層欠損（白矢印）とちょうど同じ位置に感度低下がみられる（赤矢印）。Bの網膜神経線維層欠損（白破線矢印）に対応する視野障害はまだみられていない。

4 緑内障性視野障害の特徴

緑内障性視神経症は，RGCおよびその軸索である網膜神経線維の障害であるため，緑内障性視野障害は厳密にその走行に一致する。網膜神経線維層欠損のみられる症例では，RNFL欠損の形状に沿った視野障害をきたす。乳頭リムの菲薄化とそれにつながるRNFL欠損と視野障害が対応していることを確認する必要がある。

5 黄斑部においてはRGC displacementを考慮（図3）

眼底所見と視野障害は対応しているが，詳細に検討する際には中心窩近くでは解剖学的に視細胞とRGCが位置ずれをきたしているRGC displacement[2)3)]を考慮する必要がある。近年，光干渉断層法（optical coherence tomography：OCT）と視野の解析によりRGC displacementの重要性が再認識されている[3)4)]。中心窩近くでは，RNFL欠損や網膜内層の菲薄化部位のやや中心窩側に感度低下をきたす[5)]ことは知っておく必要がある。

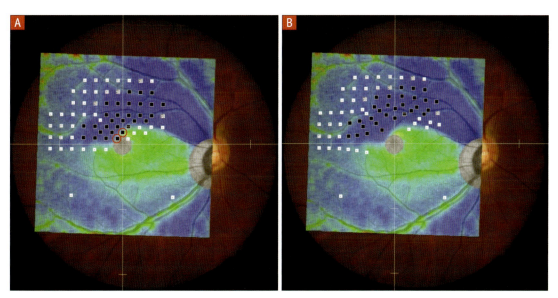

図3 図2と同一症例のコーワAP-7700での眼底（OCT）対応視野のトータル偏差確率プロット（OCT画像は視野に対応させるため上下反転してある）

A：RGC displacementなし。白点は感度が正常範囲内の点，黒点は有意（*P*＜0.5%）に感度が低下している点を示す。網膜神経線維層欠損のある網膜内層の菲薄化している部位に感度低下がみられるが，赤丸で囲まれた2点では，網膜内層厚が正常範囲内である場所に有意な感度低下がみられる。
B：RGC displacementあり。視野検査点に対応する網膜内層の位置をRGC displacementを用いて補正すると網膜内層の菲薄化部位と感度低下部位が一致している。

● 文 献

1) Hogan MJ：Histology of the Human Eye. WB Saunders, 1971, p536.
2) Drasdo N, et al：The length of Henle fibers in the human retina and a model of ganglion receptive field density in the visual field. Vision Res. 2007；47(22)：2901-11.
3) Sjöstrand J, et al：Morphometric study of the displacement of retinal ganglion cells subserving cones within the human fovea. Graefes Arch Clin Exp Ophthalmol. 1999；237(12)：1014-23.
4) Raza AS, et al：Retinal ganglion cell layer thickness and local visual field sensitivity in glaucoma. Arch Ophthalmol. 2011；129(12)：1529-36.
5) Ohkubo S, et al：Focal relationship between structure and function within the central 10 degrees in glaucoma. Invest Ophthalmol Vis Sci. 2014；55(8)：5269-77.

1 各種OCTの特徴

1) Cirrus™ HD-OCT

高橋現一郎

● 海外で主流となっている機種であり，最新機種ではOCT angiography が搭載可能である。

● 検査結果の評価に先立ち，Signal Strengthを確認する。

Cirrus™ HD-OCT（カールツァイスメディテック）は，spectral domain方式のため走査時間が短縮し，操作性も向上し，非常に検査が行いやすくなった。また，分解能の向上，テクノロジーやソフトの進歩，改良により，診断能が増した。

本稿では，Cirrus™ HD-OCTの特徴と判定のポイントを概説する。

1 特徴と性能

1. 波長，深さ方向分解能（表1）

使用する波長は750nmで，組織内の深度方向解像度は5μmである。

2. スキャン速度，重ね合わせの特徴

スキャン速度は27,000スキャン/秒である。重ね合わせは，lineスキャンの場合は1ライン当たり4回加算平均処理，cubeスキャンに関しては，加算平均処理はない。

また，スキャン時に前回のスキャンを参照し，前回同様の部位をスキャンするrepeat scan

表1 Cirrus™ HD-OCT（モデル 4000）の性能

波長	750nm
深さ方向分解能	5μm
スキャン速度（A scan/秒）	27,000
重ね合わせ	あり
眼底モニター	LSO
乳頭部解析	あり
黄斑部解析	あり
前眼部撮影	可能*。本体内蔵
脈絡膜撮影	あり

*オプション

機能もある。この機能により，LSO（line-scanning ophthalmoscope）ライブ眼底像上に前回取得した光干渉断層法（optical coherence tomography：OCT）眼底画像が重ね合わせて表示されるため，前回と同一スキャン部位が視覚的にとらえやすくなる。

3. 脈絡膜撮影の可否

- HD 5 Line Raster scanにてEDIモードを選択することで，脈絡膜の撮影が可能である。

4. 前眼部撮影の可否

- オプションにて可能である。line 3mm，cube 3mm×3mmで撮影し，解析は形態評価のみとなり定量解析はない。

5. 眼底モニターの特徴（固視微動への対応など）

- 眼底をモニターするFastTrac™という網膜トラッキングシステムがあり，LSO 1秒当たり20フレーム（20Hz）で被検眼を追尾し，固視不良，固視微動，瞬目，回旋などに対応する。

6. 視神経乳頭および黄斑部スキャンの特徴

- スキャン時にFastTrac™やrepeat scanを併用することにより前回と同じ部位のスキャンが可能である。解析時は，それぞれ中心窩と視神経乳頭の中心を検出して解析（正常データベースと比較）するため，スキャン部位がずれてしまっても前回と同様の部位の比較が可能である。
- 進行解析やchange analysisに関しても，同様に中心窩と視神経乳頭中心の検出，血管照合により回旋なども補正して解析する。

2 判定のポイント

使用プログラム（図1）

- 緑内障の診断では，主に乳頭および乳頭周囲の網膜神経線維層（retinal nerve fiber layer：RNFL）厚の評価としてRNFL and ONH Optic Disc Cube，網膜神経節細胞層（ganglion cell layer：GCL）の評価としてMacular Cube，黄斑部およびその周囲の評価としてBモードのHD 5 Line Rasterが用いられる。なお，Cirrus™ HD-

OCTでは，内網状層を含めてGCLの厚みを評価している（ganglion cell analysis：GCA）。

各プログラムを用いての評価，判定は他項に譲るが，評価に先立ち検査の信頼性を示すSignal Strengthを確認することが重要である。年齢や近視，白内障などの影響を受けるとされており[1]，10段階で表示され，5以上で信頼性があるとされる。

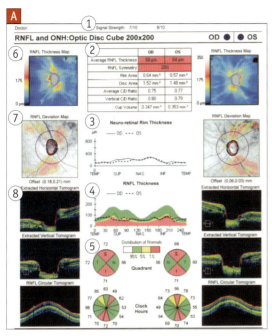

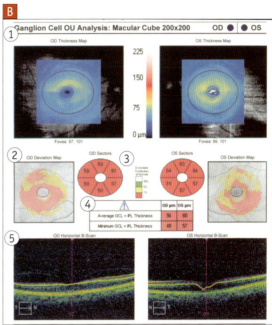

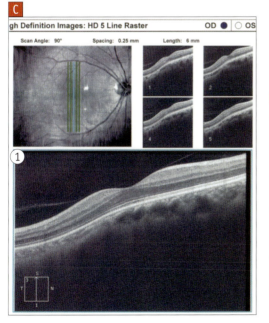

図1　緑内障診断に使うプログラム

A：Optic Disc Cube。①Signal Strength，②両眼の乳頭解析，③乳頭全周のリム幅のグラフ表示，④直径3.46mm円周の網膜神経線維層（RNFL）厚（TSNITグラフ），⑤直径3.46mm円周のRNFL線上セクターおよび正常データベースとの比較，⑥RNFLカラーマップ，⑦RNFLデビエーションマップ（正常データベースとの比較），⑧OCT画像。

B：Macular Cube。①網膜神経節細胞層＋内網状層複合体厚のカラーマップ，②デビエーションマップ（正常データベースとの比較），③網膜神経節細胞層＋内網状層複合体の平均厚および最小厚，④正常データベースとの比較をセクターで表示，⑤OCT画像。

C：HD 5 Line Raster。①高画質のOCT画像で網膜神経線維層の上下差をみる。

3 進行判定

GPA™ (guided progression analysis) は，一連のRNFL厚と視神経乳頭形状解析の経時変化を統計的に解析し進行の有意性を評価するプログラムである。

1. イベント解析

局所的な進行を評価する。ベースライン2回と3回目以降を比較し，ベースラインの変動を超えているか否かを解析する。最初に進行がみられた部位は黄色で示され，連続で同一部位に進行が引き続きみられた場合は赤色で示される（**図2A**）。

2. トレンド解析

全体の変化の有意性を直線回帰で示す。ベースライン2回と比較して3回目以降で厚みが低下した場合黄色で示され，さらに再現性のある低下が確認されると赤色で示され，回帰直線による解析が行われる（**図2B**）。

3. RNFL／ONH Summary

RNFL Thickness Map, RNFL Thickness Profiles, Average RNFL Thickness, Average Cup-Discの解析サマリーが示される。有意性の程度に応じて四角にチェックが入る（**図2C**）。

なお，Cirrus™ HD-OCTの最上位機種であるモデル5000には，網膜内層のGPA™ (GCA-GPA™) が標準装備されている。GCA-GPA™は，RNFL厚と視神経乳頭形状解析のGPA™よりも進行判定に有用との報告があり[2]，進行判定のさらなる進歩が期待される。また，FORUMというサーバーを介した場合は，どのモデルやバージョンであってもGCA-GPA™が解析可能となっている。

4 今後への期待

最新の機種ではOCT angiographyが搭載可能であり，緑内障においても診断や病態解明への応用が期待される。

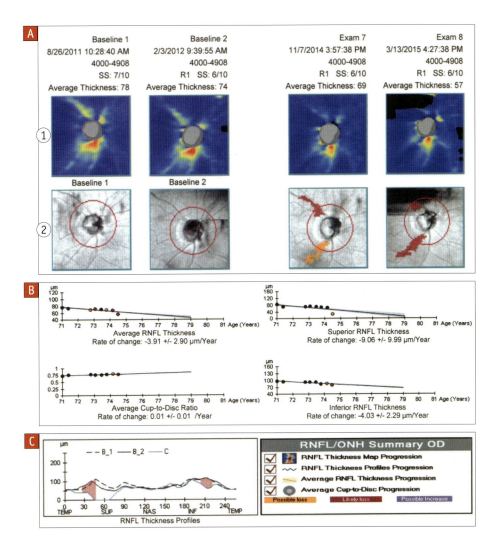

図2 緑内障進行判定に使うプログラム

A：イベント解析。①RNFLカラーマップ，②ベースラインからのデビエーションマップ。
B：トレンド解析。平均RNFL・上方・下方平均RNFL，平均C／D比の経時プロット。
C：RNFL／ONH Summary。各パラメータにおける進行評価。

● 文 献 ●

1) Lee R, et al：Factors affecting signal strength in spectral-domain optical coherence tomography. Acta Ophthalmol. 2017 Apr 9. doi：10.1111/aos.13443. [Epub ahead of print]

2) Shin JW, et al：Ganglion cell-inner plexiform layer change detected by optical coherence tomography indicates progression in advanced glaucoma. Ophthalmology. 2017；124(10)：1466-74.

1 各種OCTの特徴

2) 3D OCT-2000

富所敦男

Point
- 視神経乳頭部と黄斑部の緑内障解析に加え，前眼部の撮影も可能で，閉塞隅角症の診断に役立つ。
- OCTと同時にカラー眼底写真が撮影できるため，撮影部位の同定が可能であり，経過観察時の再現性がある。

1 特徴と性能

トプコンの光干渉断層計（optical coherence tomography：OCT）である「3D OCT-2000（以下，トプコンOCT）」の性能は**表1**の通りである。

緑内障に関連するスキャン・プロトコールとしては，視神経乳頭周囲では，直径3.4mmの円をスキャンするcircular scanと，6×6mmの範囲を水平にスキャンする3D scan，黄斑部では6×6mmの3D scanが採用されている。脈絡膜や視神経乳頭の篩状板周囲組織等の深部組織の詳細な観察は難しく，その用途にはトプコンから

表1　3D OCT-2000の性能

波長	840nm
深さ方向分解能	5～6μm
水平方向分解能	20μm以下
スキャン速度（A scan／秒）	50,000
重ね合わせ	あり
眼底モニター	IR
乳頭部解析	あり
黄斑部解析	あり
前眼部撮影	可能*
脈絡膜撮影	なし

＊別途，アタッチメントが必要

も発売されているswept source OCT（SS-OCT）が優れている。前眼部撮影は可能であり，毛様体の観察は難しいものの，隅角開大度などは評価可能であり閉塞隅角症の診断などの補助的情報として役に立つ。

トプコンOCTにはフルオレスセイン蛍光眼底撮影や自発蛍光撮影も可能な無散瞳眼底カメラも組み込まれているため，OCTと同時に眼底写真の撮影も行うことができる。

2 視神経乳頭の解析

緑内障では神経線維の減少に伴い視神経乳頭の陥凹が拡大し，リムの狭細化が起こる。トプコンOCTでは，網膜断面像上の乳頭近傍で色素上皮（またはBruch膜）の断端を自動検出し，それをもとに乳頭縁が決められる。次に陥凹とリムの境界を決める「基準面」の高さの設定が問題となるが，トプコンOCTでは，緑内障眼を対象に視野障害度とリム面積との相関を検討した結果，両者が最もよく相関する「色素上皮面から120μmの高さ」を基準面として，乳頭の各種パラメータが算出される（**図1**）。

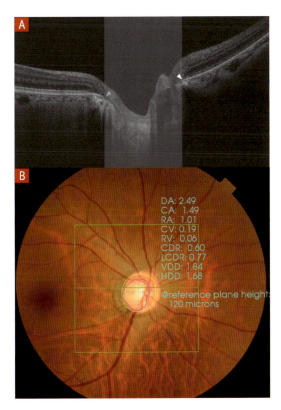

図1 トプコンOCTにより撮影された視神経乳頭の断面（Bスキャン）像（A）とそれをもとにして自動算出される乳頭形状の各種パラメータ（B）

3 乳頭周囲RNFLの解析

網膜の全面から神経線維が集まる視神経乳頭周囲では，網膜神経線維層（retinal nerve fiber layer：RNFL）が一定のパターンを持ちながら比較的厚く分布しているため，わずかなRNFLの菲薄化も検出できることが多い。乳頭周囲RNFL厚の解析のためのスキャン方法として，乳頭周囲を一定の直径の円に沿ってスキャンする方法（circular scan）と乳頭を含む一定面積を三次元的にスキャンする方法（3D scan）がある。トプコンOCTにはcircular scanと3D scanの両者とも搭載されている。そしてその測定結果は，横軸を乳頭中心を中心とする軸座標，縦軸を厚みとして乳頭周囲RNFL厚をプロットしたTSNITカーブとして表示される。正常眼データをもとにTSNITカーブの正常域が定められている。この正常域を下回るRNFL厚がみられた場合，緑内障などによる病的なRNFLの菲薄化を疑うことになる（**図2**）。

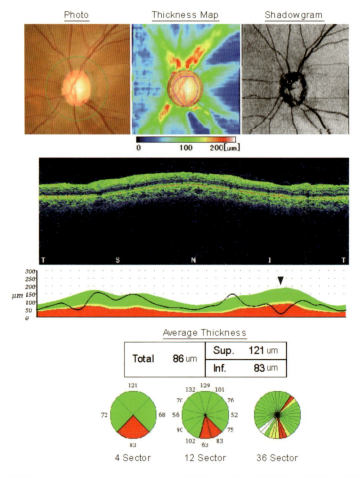

図2　3D scanをもとにした緑内障眼（右眼）の乳頭周囲RNFL厚解析の1例
TSNITグラフ上の矢頭の部分で正常範囲より薄いことがわかる。

4 黄斑部の解析

トプコンOCTの黄斑部解析の結果として，プリントアウト上には，黄斑部のRNFL厚，「神経節細胞層（ganglion cell layer：GCL）＋内網状層（inner plexiform layer：IPL）」厚，「GCL＋IPL＋RNFL〔GCC（ganglion cell complex）に相当〕」厚の3種類の厚みに関して「厚み」，「正常域からの逸脱度」，「上下の非対称性（asymmetry）」がそれぞれカラー表示される。ある程度進行した緑内障ではほぼ全例で，3種類の厚みすべてに関して異常な菲薄化が観察される。黄斑部解析により早期緑内障または前視野緑内障（preperimetric glaucoma）などにおいても器質的異常がより早期に検出できると考えられている（図3）。

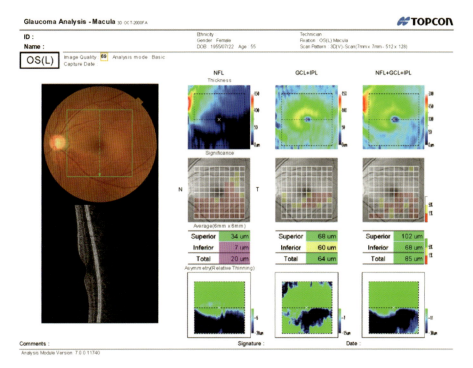

図3 トプコンOCTによる緑内障眼（左眼）の黄斑部解析のプリントアウト

1 各種OCTの特徴

3) RTVue-XR Avanti™

安樂礼子

- ●黄斑部解析では，弓状線維束の遠位部が広く解析できる。
- ●局所的あるいは全体的なGCC (ganglion cell complex) 厚の菲薄化を示すパラメータがある。

1 特徴と性能

緑内障における網膜内層厚の評価は現在では一般的になったが，網膜神経線維層 (retinal nerve fiber layer：RNFL)，神経節細胞層 (ganglion cell layer：GCL)，内網状層の3層を合わせたGCC厚の解析を最初に搭載したのがRTVue (Optovue) である[1]。RTVue-XRは，その前のバージョンであるRTVue-100と比べてスキャン速度が26,000/秒から70,000/秒と格段に速くなり，固視微動などによって生じる画像上のずれを画像取得後に補正するMotion Correction Technologyと呼ばれる機能も追加され画質が向上した。現在はangiographyの画像と緑内障画像解析結果を合わせて見ることができないが，今後，可能になる予定である。現状のRTVue-XR Avanti™の性能は**表1**の通りである。

表1 RTVue-XR Avanti™の性能

波長	840nm
深さ方向分解能	5μm
スキャン速度 (A scan/秒)	70,000
重ね合わせ	あり
眼底モニター	IR
乳頭部解析	あり
黄斑部解析	あり
前眼部撮影	可能*
脈絡膜撮影	あり

*別途，前眼部アダプターが必要

2 ONHプログラム（図1）

視神経乳頭および視神経乳頭周囲のRNFL厚の解析プログラムである。スキャン中心から直径4,900μm範囲（直径1,300～4,900μm間に13本のスキャンリングおよび12本の放射状ラインスキャン）で解析を行う。乳頭解析は，網膜色素上皮の断端をもとに乳頭外縁が自動的に決められ，網膜色素上皮を結んだ面より150μmの高さを基準面として乳頭陥凹，リムが定められる。視神経乳頭形状の解析結果は**図1**のように，Cup/Disc area ratio, Cup/Disc Vertical ratio, Cup/Disc Horizontal ratio, Rim area（mm²）, Disc area（mm²）, Cup volume（mm³）が表示される。RNFL厚の解析は，乳頭を中心とした直径3,450μmのRNFL厚が示され，TSNITグラフ，thicknessマップが表示される。RNFL厚は，平均RNFL厚と，2，4，8分割したRNFL厚の平均値も表示され，それぞれ正常眼データベースと比較して正常の1％未満の危険率は赤色，5％未満1％以上の危険率は黄色で示される。

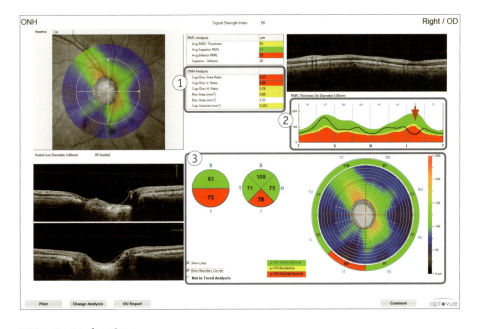

図1　ONHプログラム

①視神経乳頭のパラメータ。
②TSNITグラフ。この症例では下耳側（赤矢印）のRNFL厚が薄くなっている。
③thicknessマップと，2・4・8分割されたRNFL厚の平均値が表示。正常眼データベースと比較して，正常範囲内（緑色），正常の5％未満1％以上（黄色），正常の1％未満（赤色）で示されている。

3 GCCプログラム（図2）

黄斑部解析にはGCCプログラムを用い，黄斑部7×7mm範囲（水平方向ラインスキャン1本および垂直方向ラインスキャン15本）で解析を行う。直径6,000μm範囲のGCC厚が測定され，円の中心は中心窩でなく，弓状線維束の遠位部が広く解析できるように中心から1,000μm耳側にずれている[2]。図2のようにthicknessマップと，正常眼データベースと比較したreferenceマップが表示され，正常の1%未満の危険率は赤色，5%未満1%以上の危険率は黄色で示される。中心窩を中心とする直径1,500μm内のGCC厚は表示されず灰色で示される。また，GLV（global loss volume）%とFLV（focal loss volume）%というパラメータも表示され，GLVはGCC厚の全体的な菲薄化を，FLVは局所的な菲薄化を示している。

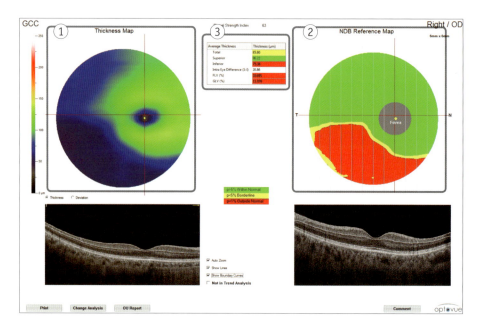

図2　GCCプログラム

①thicknessマップ。GCC厚が厚いほど暖色，薄いほど寒色で示される。
②正常眼データベース（NDB）referenceマップ。正常眼データベースと比較して，正常範囲内（緑色），正常の5%未満（黄色），正常の1%未満（赤色）で示されている。
③GCC厚の平均値，上・下に2分割されたGCC厚の平均値，GLV（%），FLV（%）が表示される。

4 その他

プリントアウトには**図3**のような両眼を同時に表示するOUレポートもある。OUレポートの場合，左右の差も表示される。**図4**はchange analysisで，RNFL厚とGCC厚の経時的変化を見ることができ，最大6回分の画像を同時に表示できる。

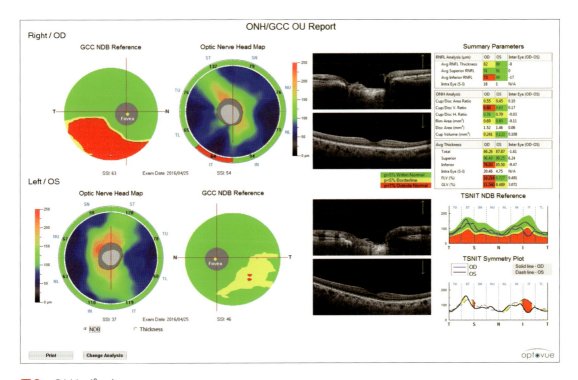

図3 OUレポート

両眼のONH（optic nerve head）プログラムとGCCプログラムの結果が1枚のプリントアウトで表示できる。各眼のパラメータの値だけでなく，左右差も表示される。

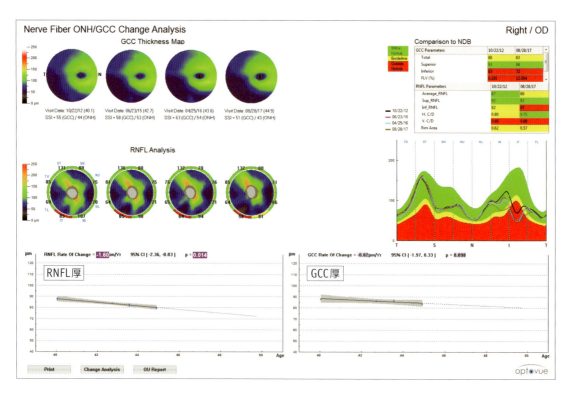

図4 change analysis

RNFL厚とGCC厚のthicknessマップが経時的に表示される。最大6回分のデータを表示可能で，μm／年の変化率も示される。この症例ではRNFL厚が−1.60μm／年（P＝0.014）と，有意に菲薄化している。

● **文 献** ●

1）　Tan O, et al：Detection of macular ganglion cell loss in glaucoma by Fourier-domain optical coherence tomography. Ophthalmology. 2009；116(12)：2305−14.
2）　北　善幸：RTVue-100. あたらしい眼科. 2011；28(6)：801−8.

1 各種OCTの特徴

4) RS-3000 Advance

 宇田川さち子

Point
- 緑内障診療では，OCTで乳頭・乳頭周囲および黄斑部を評価する。
- 眼軸長補正による測定範囲の補正と，長眼軸正常眼データベースにより長眼軸長眼の解析が可能である。

1 特徴と性能

RS-3000は，2009年7月にニデックから発売された，スペクトラルドメイン光干渉断層計（spectral-domain optical coherence tomography：SD-OCT）である。2017年12月現在，3種類が市販されている。各機種のスペックを**表1**にまとめた。

表1 RS-3000各機種の特徴と性能

	Advance	Duo™	Lite
最大スキャンレート	53,000A-Scans／秒	53,000A-Scans／秒	53,000A-Scans／秒
測定可能な最小瞳孔径	2.5mm	2.5mm（眼底カメラ使用時は4.0mm）	2.5mm
最大加算枚数	120枚	50枚	50枚
眼底写真撮影	－	○	－
脈絡膜撮影（EDI）	○	－	－
前眼部撮影	○ 専用アタッチメント使用	－	－
正常眼データベース	9×9mm（黄斑）／6×6mm（乳頭）	9×9mm（黄斑）／6×6mm（乳頭）	9×9mm（黄斑）／6×6mm（乳頭）
長眼軸データベース	9×9mm（黄斑）	9×9mm（黄斑）	9×9mm（黄斑）
OCT angiography	○	－	－
フォローアップ撮影	○	－	－
多機能フォローアップ解析	○	○	○
トラッキング撮影	－	－	－

RS-3000 Advanceは，共焦点走査型レーザー検眼鏡(scanning laser ophthalmo-scope：SLO)画像を用いており，OCT画像とSLO画像が重ね合わせて表示される。また，多種類のスキャンパターンがあること，最大9×12mmのワイドスキャン，6本のセグメンテーションが可能であることや，撮影は眼底オートフォーカスとOCTオート位置合わせを行うため比較的容易であること，といった特徴がある。日常の緑内障診療では，撮影モードのセットを登録しておくと順次スキャンパターンが切り替わるので，撮影漏れがなく有用である。当科では黄斑マップ9×9mm，黄斑マルチクロス，視神経乳頭サークル，視神経乳頭マップ6×6mmの4種類を基本的に撮影している。

2 長眼軸データベース

通常の正常眼データベースには−6 diopter未満の近視の症例を含んでおらず，近視眼での正常眼データベースを用いた緑内障診断は，参考値扱いとなる。

また，通常のOCTでは測定範囲は長さではなく，角度で規定されているため，長眼軸長眼では通常の測定範囲より広い範囲を測定することになり，正常眼データベースと対応する測定範囲が異なるため，正常眼データベースと比較するのは正確とは言い難い。長眼軸正常眼データベース(眼軸長：26mm以上29mm未満)は，眼軸長を入力し，測定範囲の拡大率補正を行い正確な測定範囲で解析することが可能となった[1]。フォローアップ撮影高コントラストのSLO画像を参照画像とした調整方向リングとターゲットマーカーが表示され，撮影を補助してくれる機能がある。ただし，この機能は回旋や三次元的な前後の補正，測定中の固視追従は行われていない。

3 視神経乳頭サークルの解析(図1)

最大50回(1回，5回，10回，20回，50回)撮影した加算平均の画像の測定値が表示される(図1A)。

また，円周の網膜神経線維層厚を耳側→上方→鼻側→下方→耳側で表示したTSNITグラフ(図1B)が表示される。グラフには正常範囲が緑色，正常の5%未満1%以上は黄色，正常の1%未満は赤色の領域として表示され，乳頭周囲の網膜神経線維層(retinal nerve fiber layer：RNFL)厚の全体平均，上部および下部の平均が表示され，この値も正常眼データベースと比較される。

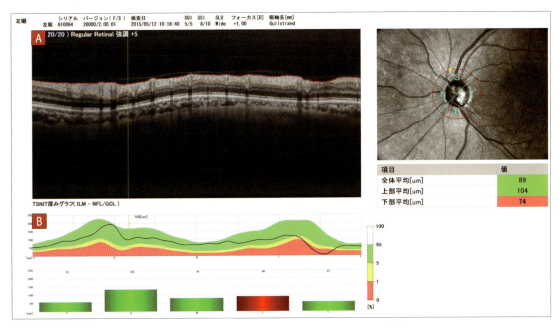

項目	値
全体平均[um]	89
上部平均[um]	104
下部平均[um]	74

図1 視神経乳頭サークル（3.45mm乳頭周囲円周の網膜神経線維層厚測定）
A：加算平均の画像の測定値（20枚加算）
B：TSNITグラフ

4 視神経乳頭の解析（図2）

▶ 従来からある乳頭周囲の直径3.45mmのRNFL厚を切り出し，TSNITグラフ，乳頭周囲のRNFL厚の全体平均，上部および下部の平均，4分割および12分割（clock hour）した平均RNFL厚を表示し，正常眼データベースと比較する。正常範囲が緑色，正常の5%未満1%以上は黄色，正常の1%未満は赤色の領域として表示される。

▶ 視神経乳頭のパラメータ［C/D比（水平），C/D比（垂直），最小R/D比，R/D比が最小となる角度，Disc面積，Cup面積］が表示される（赤枠内）。

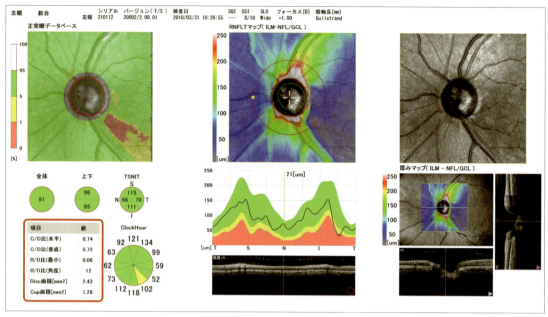

図2 視神経乳頭マップ（6×6mm，512×128）

5 黄斑部の解析（図3）

- 9×9mmでは乳頭の一部を同時に撮影することが可能であり，黄斑部の異常が視神経乳頭につながる異常なのかどうかという，緑内障性か否かを判断する材料のひとつとなるため，有用である。

- 網膜全層厚（内境界膜縁から，色素上皮とBruch膜の境界線まで）（**図3A**）は，9セクターの平均の厚みと，平均の体積が表示される。

- 網膜神経線維層＋網膜神経節細胞層＋内網状層〔内境界膜から，内網状層と内顆粒層の境界線まで。RTVue-100（Optovue）のGCC（ganglion cell complex）に対応する領域である〕（**図3B**）は，上下の神経線維走行が別であることを考慮したG-Chartという，上下左右8エリアの平均の厚みが表示される。正常眼データベースと比較し，正常範囲が緑色，正常の5%未満1%以上は黄色，正常の1%未満は赤色として色分けして表示される。

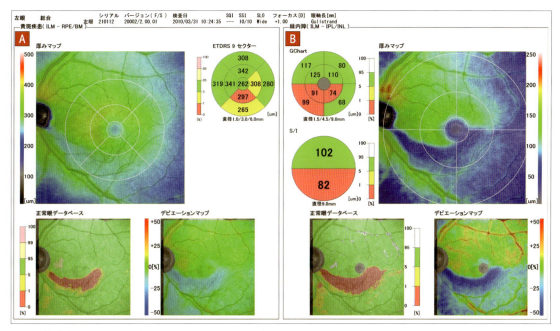

図3 黄斑部のスキャン(9×9mm,512×128)

A:網膜全層厚(内境界膜縁から,色素上皮とBruch膜の境界線まで)
B:網膜神経線維層＋網膜神経節細胞層＋内網状層

● **文 献** ●━━━━━━━━━━━━━━━━━━━━━━━━━━━●

1) Higashide T, et al:Influence of clinical factors and magnification correction on normal thickness profiles of macular retinal layers using optical coherence tomography. PLoS One. 2016;11(1):e0147782.

1 各種OCTの特徴

5) SPECTRALIS®

安樂礼子

Point

- minimum rim widthの測定が特徴の1つである。
- 3つのサークルスキャンによる網膜神経線維層（retinal nerve fiber layer：RNFL）厚測定が可能である。
- Anatomic Positioning Systemにより，毎回同じ部位が測定できる。

1 特徴と性能

　　SPECTRALIS®（ハイデルベルグエンジニアリング）に搭載されている緑内障ソフトウェアはGMPE（Glaucoma Module Premium Edition）と呼ばれ，①新しい視神経乳頭解析，②3つのサークルスキャンによるRNFL厚の測定，後述する③APS（Anatomic Positioning System）などの特徴がある。SPECTRALIS®の性能は**表1**の通りである。

表1　SPECTRALIS®の性能

波長	870nm
深さ方向分解能	3.9µm
スキャン速度（A scan／秒）	40,000
重ね合わせ	あり
眼底モニター	SLO
乳頭部解析	あり
黄斑部解析	あり
前眼部撮影	可能*
脈絡膜撮影	あり

＊別途，前眼部モジュールが必要

2 視神経乳頭解析

　　SPECTRALIS®の乳頭解析では，解剖学的な乳頭縁の断端，すなわちBruch膜開口端（Bruch's membrane opening：BMO）と内境界膜の最短距離を測定し，BMO-MRW（BMO-minimum rim width）の厚みを測定している（**図1**）。

　　BMO-MRWは，Bruch膜開口部から水平にラインを引き得られた厚みである

BMO-HRW（BMO-horizontal rim width）より，緑内障診断率が高いことが報告されている[1]。視神経乳頭の中心から24本の放射状のラインスキャンが行われ，BMO-MRWが自動算出される。

実際の解析結果は図2のように，BMO-MRWの平均値と6分割された平均値がそれぞれ表示され，日本人正常眼データベースと比較して，正常範囲内（緑色），正常の5％未満1％以上（黄色），正常の1％未満（赤色）で示される。

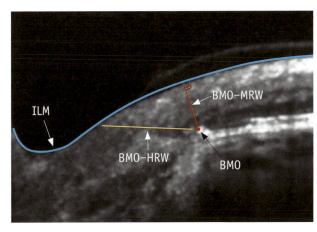

図1　BMO-MRW
ILM：内境界膜

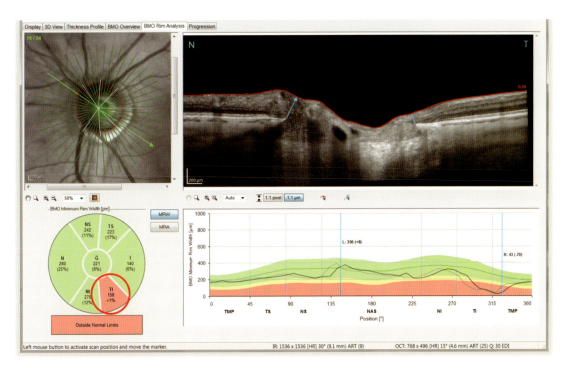

図2　BMO-MRW解析結果

BMO-MRWの平均値と6分割された平均値がそれぞれ表示され，日本人正常眼データベースと比較して，正常範囲内（緑色），
正常の5％未満1％以上（黄色），正常の1％未満（赤色）で示される。
この症例では赤丸に示すように下耳側のリムが正常より薄くなっている。

3 RNFL厚解析

SPECTRALIS®のRNFL厚の解析は，3つの径（3,500μm，4,100μm，4,700μm）が同時に測定される。3,500μm径が標準的なRNFL厚のスキャンであるが，**図3**の症例のように，乳頭径が大きく3,500μm径では乳頭周囲脈絡網膜萎縮（PPA）にサー

A 最小サークル径3,500μmを適用した場合

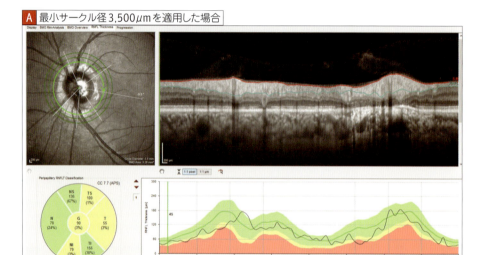

B 最大サークル径4,700μmを適用した場合

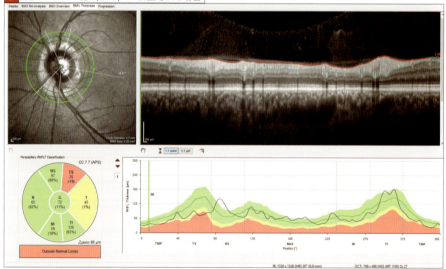

図3 RNFL厚解析結果

3,500μmのサークル径（A）では乳頭周囲脈絡網膜委縮にサークルスキャンがかかってしまっているが，4,700μmのサークル径（B）では問題なくRNFL厚を測定でき，上耳側のRNFL厚の菲薄化を検出できている。

クルスキャンがかかってしまうような症例では，4,700μmのサークル径を使用することで問題なくRNFL厚を測定でき，RNFL厚の菲薄化を検出することができる利点がある。BMO-MRWと同様，RNFL厚全体の平均値と6分割された平均値がそれぞれ表示され，日本人正常眼データベースと比較して，正常範囲内（緑色），正常の5%未満1%以上（黄色），正常の1%未満（赤色）で示される。

4 黄斑部解析

SPECTRALIS®では，自動で網膜10層のセグメンテーションを行うため，各層それぞれの厚さを表示することができる。神経節細胞層（ganglion cell layer：GCL）厚はRNFL厚や網膜神経節細胞複合体厚に比べて前視野緑内障（preperimetric glaucoma）の検出感度が高かったことが報告されている[2]が，SPECTRALIS®ではGCLのみの厚さマップを表示することができる（**図4**）。**図5**はGMPEの片眼のプリントアウト結果であるが，網膜全層厚では上下の非対称性の解析も可能である。

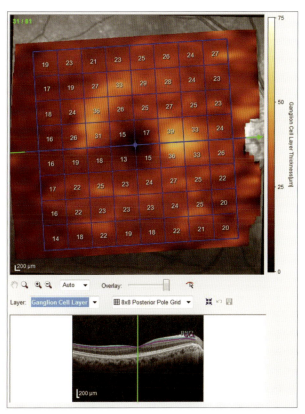

図4 GCLの厚さマップ
64個の正方形で構成され，各正方形には正方形内の測定データ点の平均GCL厚が表示される。

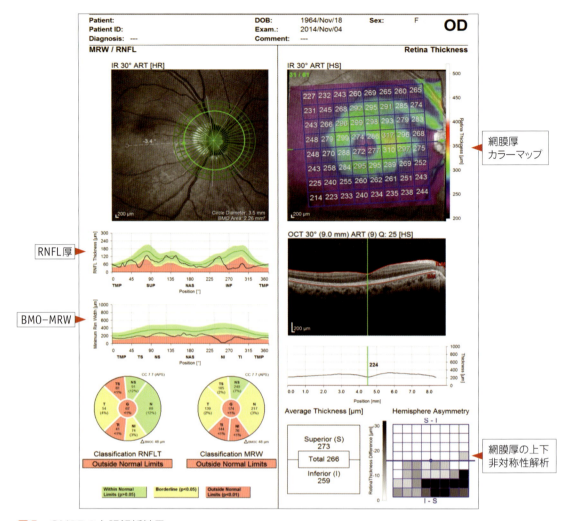

図5 GMPEの右眼解析結果

BMO-MRWとRNFL厚の解析結果，黄斑部網膜厚のカラーマップと上下の非対称性解析が表示されている。この症例では，下方のリムの菲薄化と上耳側・下耳側のRNFL厚の菲薄化，下方の黄斑部網膜厚の菲薄化が検出されている。

5 その他

SPECTRALIS®ではAPSが搭載されている。APSはまず中心窩と乳頭中心（BMOの中心）を自動検出し，その2点を結ぶ線をFoBMO（fovea to Bruch's membrane opening）軸とし，その軸に沿って自動アライメントを行った後，乳頭解析，RNFL厚解析，黄斑部解析を行っている（**図6**）。APSによって被験者ごとに異なる軸索に沿った解析ができ，またスキャン中の頭部の傾きや眼の回旋により起こるエラーを最小限にして，再現性が高い測定が可能になっていると考えられている。

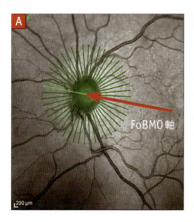 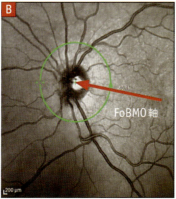 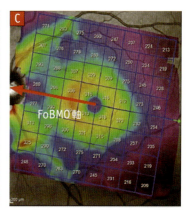

図6 APS

APSでは，中心窩と乳頭中心を結ぶ線をFoBMO軸とし，その軸を自動認識し，乳頭解析（A），RNFL厚解析（B），黄斑部解析（C）を行っている。

● **文 献** ●

1) Chauhan BC, et al：Enhanced detection of open-angle glaucoma with an anatomically accurate optical coherence tomography-derived neuroretinal rim parameter. Ophthalmology. 2013；120(3)：535-43.

2) Nakano N, et al：Macular ganglion cell layer imaging in preperimetric glaucoma with speckle noise-reduced spectral domain optical coherence tomography. Ophthalmology. 2011；118(12)：2414-26.

2 OCTで評価する 網膜神経線維層欠損

渡邉友之，中野　匡

● 網膜神経線維層（retinal nerve fiber layer：RNFL）のdeviationマップとcolorマップを見比べて，神経線維層欠損（nerve fiber layer defect：NFLD）の走行に矛盾していないか読影することが重要である。

● TSNITグラフではピークの位置・高さ・二峰性の歪み具合，および左右眼の比較が異常の検出に有効である。また，近視眼では上下のピークが耳側にシフトする傾向がある。

● 光干渉断層計（optical coherence tomography：OCT）の機種によっては，構造変化における進行評価が可能である。

● OCTの結果のみでは誤った評価をする危険性がある。そのため，結果データが正しく撮影されているか，緑内障以外の病態も念頭に入れて，必ず詳細な眼底観察と比較し，整合性を確認することが大切である。

1 乳頭周囲網膜NFLDの存在をOCTで判断する基本について

RNFLの菲薄化は視神経乳頭陥凹拡大や視野障害が確認される以前に認められることが知られており，緑内障診断において，NFLDの検出はきわめて重要である[1]。

OCTにより網膜の微細構造の評価が可能となったことで，視野異常が出現する以前にRNFL厚の定量的変化をとらえることができるようになった[2]。検眼的に近視様眼底で網膜の評価がわかりにくい症例でも，OCTによりRNFLの菲薄化を明確に抽出することができる。また，緑内障の検出については，乳頭周囲RNFL厚や黄斑部解析のほうが視神経乳頭パラメータよりも診断能力が高いとした報告もある[3]。

前視野緑内障（preperimetric glaucoma）や早期緑内障の診断が注目される中，微細な構造変化や進行評価が可能となるOCTは，今や緑内障診断に不可欠な検査になったと言える。

2 RNFLのdeviationマップとcolorマップ(図1)

- RNFL colorマップにおいて，RNFLは正常では視神経乳頭の上下で厚く，青から白色で表示され，厚いほど暖色系となる。網膜NFLDがあると赤色部分が減少する。視神経乳頭につながる神経線維層の走行に一致する異常がみられた場合は緑内障が疑われる。
- RNFL deviationマップは正常眼データベースとの比較(無色：正常範囲，黄色：正常の5%未満，赤色：正常の1%未満)で表示される。

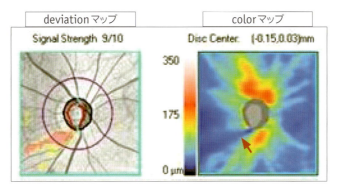

図1 deviationマップとcolorマップによるRNFL厚の評価

本症例ではcolorマップで乳頭変化に一致して，青色の帯状(赤矢印)を呈して下方RNFLの菲薄化をきたしている。deviationマップでNFLDと一致した部位に<1%で表示された。

3 TSNITグラフ(図2)とセクター別RNFL厚

- TSNITグラフは円周(直径約3.4mm)のRNFL厚を耳側(T)→上方(S)→鼻側(N)→下方(I)→耳側(T)で表示したグラフである。
- グラフに正常範囲が緑色，正常の5%未満1%以上は黄色，正常の1%未満は赤色の領域として障害レベルが表示される。正常では上方・下方が厚く，耳側・鼻側で薄く，グラフは二峰性のピーク(double hump pattern)をもつRNFL厚の正常眼データと比較する。そのため，グラフの二峰性が崩れている場合，左右差がある場合や，実測値が黄色から赤色の領域に入る場合は，異常が疑われる。Humphrey視野，眼底写真でも，同部位に一致して所見を認める(図3，4)。
- また，近視眼では上下のピークが耳側にシフトする傾向があり注意が必要である。また，Cirrus™ HD-OCTの乳頭部解析では，左右を同一スケール上で表示するため左右眼の比較に有効である。

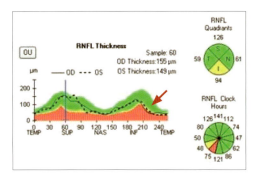

図2 TSNITグラフ

本症例ではTSNITグラフでNFLDと一致して緑の範囲を超えて障害されていることがわかる（赤矢印）。

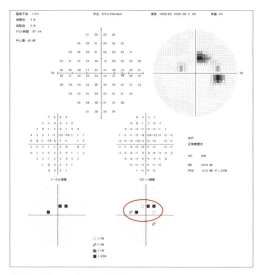

図3 Humphrey視野

Humphrey視野30-2でNFLDと対応した視野異常を認める。

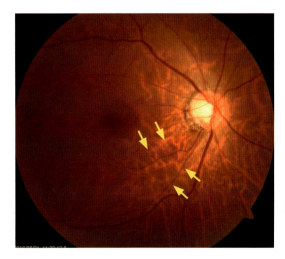

図4 眼底写真

下耳側に視神経乳頭陥凹拡大に伴い，リムの菲薄化と7～8時にNFLD（黄矢印）を認める。

4　RNFL厚の進行解析（guided progression analysis：GPA™）（図5）

Cirrus™ HD-OCTでは視野検査の進行評価と同様にNFLDの経時的変化が評価できる。連続するRNFL厚の測定では，回帰直線によるトレンド解析とポイントごとに表示されるイベント解析で3回目以降の結果がベースラインの変動を超えて変化した場合，1回目は黄色（possible loss：欠損の可能性），2回連続して同じ部位に変化がみられた場合は赤色（likely loss：進行の可能性が高い）で表示される。

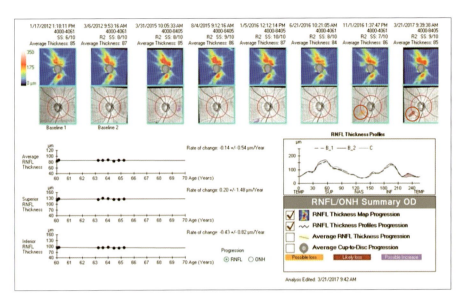

図5 GPA™ (guided progression analysis) によるRNFL厚の経時的変化の評価

本症例は，RNFL厚変化のトレンド解析では有意な進行評価に至っていなかったが，イベント解析で下耳側にベースラインからのRNFL厚の有意な菲薄化を認め，局所的な進行の可能性が高いことが示唆される。

文献

1） Sommer A, et al：Clinically detectable nerve fiber atrophy precedes the onset of glaucomatous field loss. Arch Ophthalmol. 1991；109(1)：77-83.

2） Lee EJ, et al：Ability of Stratus OCT to detect progressive retinal nerve fiber layer atrophy in glaucoma. Invest Ophthalmol Vis Sci. 2009；50(2)：662-8.

3） Rao HL, et al：Comparison of different spectral domain optical coherence tomography scanning areas for glaucoma diagnosis. Ophthalmology. 2010；117(9)：1692-9.

3 OCTで判断する黄斑部内層変化

北　善幸

 Point

- 緑内障眼では正常眼と比較して黄斑部内層厚が薄いため，その厚みを測定することは緑内障診断に有用である。
- 黄斑部の上方と下方の網膜神経線維層（retinal nerve fiber layer：RNFL）と神経節細胞層の厚みをBスキャン画像から比較することも緑内障診断に有用である。
- 近視眼に対して黄斑部内層厚の解析を行うと，緑内障ではないにもかかわらず陽性（偽陽性）となることがある。

1 特徴と性能

- 光干渉断層計（optical coherence tomography：OCT）は，視神経乳頭周囲（circumpapillary：cp）の網膜神経線維層（RNFL）や黄斑部内層厚を客観的に評価することが可能であり，緑内障の診断や進行判定にバイアスが入りにくく，診断の標準化という点で期待されている。ただし，黄斑部内層厚はcpRNFL厚と比較して診断能力がやや劣るとの報告がある[1]。

- 緑内障の本態が，「網膜神経節細胞死によって導かれる進行性の眼底の構造変化」であるため，緑内障眼では進行すると網膜外層厚はあまり変化がないのに対し，黄斑部内層厚が減少する[2]。そのため，網膜神経節細胞の70％近くが存在する黄斑部内層の評価は，緑内障の早期発見に有用である。

- スペクトラルドメイン方式とスウェプトソース方式のOCTは黄斑部内層厚，つまりRNFLと神経節細胞層（ganglion cell layer）と内網状層（inner plexiform layer）の3層だけを選択的に測定できる。ただし，中心窩には神経節細胞層は存在しないので省かれる。この3層の自動測定プログラムを最初に搭載したRTVue-100では，この3層を合わせて神経節細胞複合体（ganglion cell complex：GCC）と呼称した。現

在では，多くのOCTに黄斑部内層厚の測定プログラムが内蔵されているが，機種により測定範囲や，測定する網膜層が異なる（**図1**）。機種の違いによる黄斑部内層厚の緑内障診断力には有意差がなかったが[3]，RS-3000 Advanceの9×9mmの範囲のGCC厚は6×6mmの範囲よりも有意に緑内障診断力が高いと報告された[4]。

プリントアウトされる解析結果には黄斑部内層厚が表示されるだけでなく，各機種に搭載されている正常眼データベースとの比較が表示される（**図1**）。これは，正常範囲が緑，95％予測区域から外れた範囲が黄色，99％予測区域から外れた範囲が赤色で

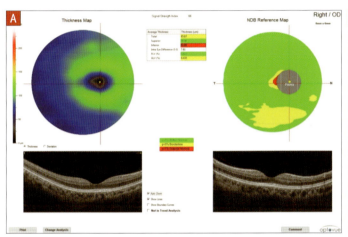
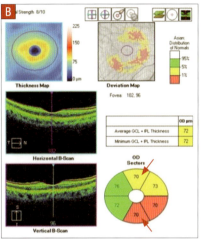
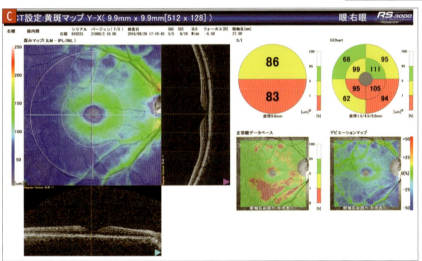

図1 3機種で測定した黄斑部内層厚の解析結果（47歳男性，中等度近視眼）
A：RTVue-XR，B：Cirrus™ HD-OCT，C：RS-3000 Advance
機種ごとに正常眼データベースが異なるので，似たような解析結果になっているが一致はしない。RTVue-XRとRS-3000 Advanceでは，GCC厚を測定しているが，Cirrus™ HD-OCTでは神経節細胞層＋内網状層（GC-IPL）の2層を測定する。この症例は，緑内障がないにもかかわらず，下方の黄斑部内層厚の減少が疑われる。ただし，実測値を確認すると上方と下方の黄斑部内層厚に大きな差はなく，近視の影響で内層厚が薄いと考えられる（B：赤矢印）。

表示されるため，測定範囲の中でどこが菲薄化しているか判明する（**図2**）。緑内障による神経線維層欠損（nerve fiber layer defect：NFLD）や乳頭陥凹の拡大は，標準的自動視野計などで視野障害が検出される前の段階から生じることが知られている（前視野緑内障，preperimetric glaucoma：PPG）が，PPGの段階で黄斑部内層厚も既に正常眼と比較して有意な減少があるため[5]，正常眼データベースとの比較において赤や黄色の表示あれば，緑内障が疑われることになる（**図3**）。

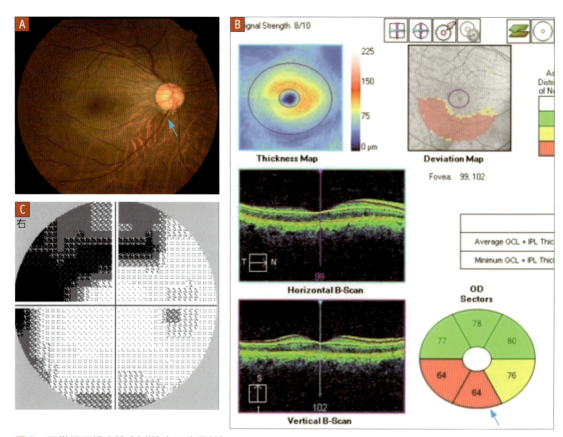

図2 正常眼圧緑内障（中期）（45歳男性）

右眼眼底写真（A）では視神経乳頭下方のリムの菲薄化とNFLD（青矢印）があり，黄斑解析（B）では，乳頭所見に一致して下方のGC-IPL厚の菲薄化がある（青矢印）。Humphrey視野（C）では，OCT所見に対応する視野異常が検出され，緑内障と診断した。

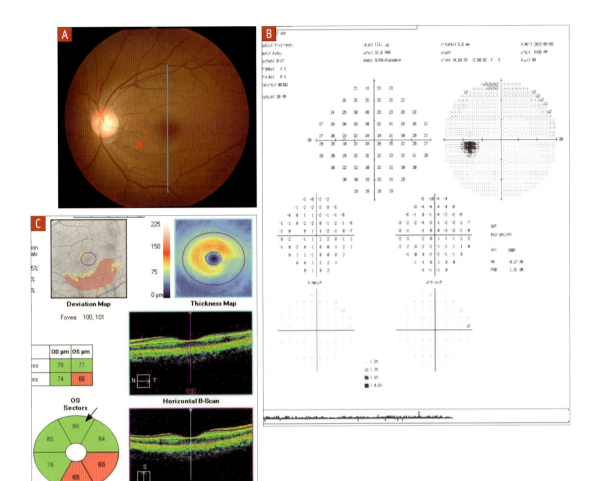

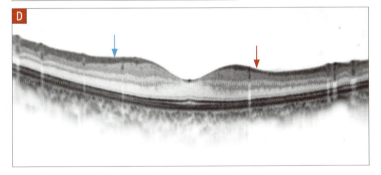

図3 前視野緑内障（52歳女性）

左眼眼底写真（A）では視神経乳頭下方のリムの菲薄化とNFLD（赤矢印）がある。
Humphrey視野（B）は正常である。黄斑解析（C）では，乳頭所見に一致して下方
のGC-IPL厚は菲薄化を表す赤色で表示されている（黄矢印）。さらに，GC-IPL
厚の実測値は，中心窩の上方が86μmに対して，下方は65μmと薄く，上下対称
ではない（黒矢印）。そのため，PPGと診断した。垂直スキャン（D：Aの青線部）で
は，下方（赤矢印）のRNFL厚が上方（青矢印）と比較して薄く，Bスキャン画像か
らも緑内障が疑われる。

2 OCTの解析結果解釈上の注意

黄斑部内層厚測定プログラムの正常眼データベースとの比較において赤や黄色の部分があれば，すべて緑内障と診断されるかというと，そうではない。本来であれば，緑内障が生じたことによって黄斑部内層厚が減少した部分だけが検出されればよいのだが，もともと黄斑部内層厚が薄い場合も検出（偽陽性）される。この偽陽性の原因として多いのが近視である[6]。通常，正常眼データベースには強度近視眼は含まれていないため，強度近視眼は偽陽性になりやすく，解析結果の解釈には注意が必要である。

解析結果には，正常眼データベースとの比較以外にも黄斑部内層厚の各部位の実測値が表示される。正常眼では一般的に黄斑部の上方と下方の内層厚は対称的な厚みを呈する。緑内障が疑われる症例では，上下の黄斑部内層厚を比較して，差があるか確認することが診断の役に立つ（**図1B**，**3C**）。また，黄斑部の垂直スキャンを撮影し，上下の内層厚を比較することも有用である（**図3D**）。もちろん，視神経乳頭の所見と黄斑部内層厚の結果が一致すべきなのは言うまでもない。

近視眼では傾斜乳頭などの乳頭形状の特性や強い紋理（豹紋状）眼底などから，リムの萎縮やNFLDがわかりにくく，単なる近視性変化なのか，緑内障性視神経症と診断すべきなのか判別が容易ではない症例が存在する。その際に，黄斑部内層厚測定は緑内障診断の補助として有用である。逆に，近視による眼軸長の延長から黄斑部内層厚が薄くなっているにもかかわらず，黄斑部内層厚が薄いことを理由に緑内障と診断されている場合もあるかもしれない。普段からOCTの検査結果を鵜呑みにしないことが重要と思われる。

文献

1) Oddone F, et al：Macular versus retinal nerve fiber layer parameters for diagnosing manifest glaucoma：a systematic review of diagnostic accuracy studies. Ophthalmology. 2016；123(5)：939-49.

2) Kita Y, et al：The clinical utility of measuring the macular outer retinal thickness in patients with glaucoma. Eur J Ophthalmol. 2016；26(2)：118-23.

3) Akashi A, et al：The ability of macular parameters and circumpapillary retinal nerve fiber layer by three SD-OCT instruments to diagnose highly myopic glaucoma. Invest Ophthalmol Vis Sci. 2013；54(9)：6025-32.

4) Morooka S, et al：Wide 3-dimensional macular ganglion cell complex imaging with spectral-domain optical coherence tomography in glaucoma. Invest Ophthalmol Vis Sci. 2012；53(8)：4805-12.

5) Hirashima T, et al：Frequency-doubling technology and retinal measurements with spectral-domain optical coherence tomography in preperimetric glaucoma. Graefes Arch Clin Exp Ophthalmol. 2013；251(1)：129-37.

6) Kita Y, et al：Effect of high myopia on glaucoma diagnostic parameters measured with optical coherence tomography. Clin Exp Ophthalmol. 2014；42(8)：722-8.

1 初期～中期

溝上志朗

Point

- 初期～中期例の診断には，光干渉断層法（optical coherence tomography：OCT）所見だけではなく，眼底所見や視野所見もチェックし，それぞれの相応性を確認する。
- OCTでは緑内障に特徴的な神経線維走行に沿った網膜の形態変化を確認する。
- 初期～中期例でも中心10度の視野検査を積極的に行う。

1 緑内障診断に必要な3つの検査

①光干渉断層法（OCT）
②静的自動視野検査
③眼底・視神経乳頭立体観察

- 緑内障性視神経症の診断には，最低限，上記の3つの検査が必要であり，それぞれの所見の相応性を確認することが必要である。
- すなわち，一般的に緑内障では，OCT所見から視野所見が予測でき，次に，視野所見から眼底所見が想像でき，さらに，眼底所見からOCT所見が類推できる，といったように，3つの検査データが相互に矛盾なく結びつくのが特徴である（**図1**）。

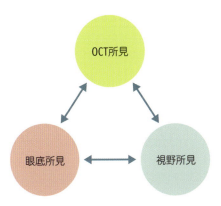

図1　緑内障診断には各種検査の相応性が重要
それぞれの所見が相互に結びつくと緑内障の可能性が高い。

2 緑内障診断の進め方

- OCT緑内障診断の基本的な考え方をチャート（**図2**）に示した。
- 最初に確認すべきポイントは，OCTで緑内障に特徴的な網膜形態変化を認めるか否かである。形態変化の確認には，乳頭周囲神経線維層（nerve fiber layer：NFL）マップ，および，黄斑部網膜神経節細胞複合体（ganglion cell complex：GCC）マップが有用で，これらに特徴的な変化を認めない場合は緑内障以外の疾患である可能性が高く，認められた場合には次のステップに進む。
- ここで言う，緑内障に特徴的な網膜形態変化とは，**図3**に示した黄斑部GCC解析マップのように，神経線維の走行に沿った菲薄化の進行である。また，進行様式としては一般的に左右非対称，上下非対称性である。さらに，緑内障では乳頭黄斑線維束領

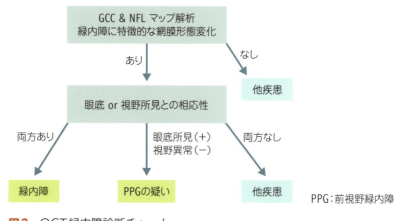

図2 OCT緑内障診断チャート

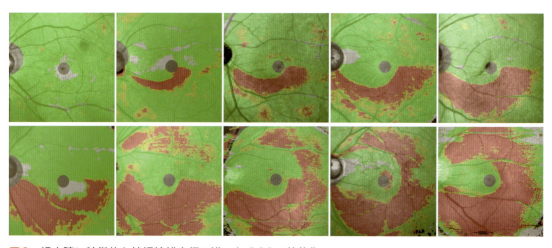

図3 緑内障に特徴的な神経線維走行に沿ったGCCの菲薄化

域は基本的に初期〜中期は維持されることが多いが，長眼軸眼の緑内障では病初期より菲薄化が進行することがあり注意を要する（図4）。

このような特徴的な網膜形態変化が確認されたら，次の段階では，OCT所見と，眼底・視神経乳頭所見，および視野所見との相応性の有無をチェックする。

ここで，眼底と視野の双方にOCTと相応性を認める場合には，緑内障性視神経症の可能性が高い。一方，OCTと眼底所見にのみ相応性を認め，視野に異常を認めない場合には，前視野緑内障の可能性がある。そして，眼底，視野所見の双方に相応性が認められない場合には網膜疾患や頭蓋内疾患など，緑内障以外の疾患を疑う。

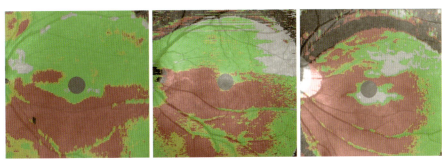

図4　長眼軸眼の緑内障に生じた乳頭黄斑線維束領域の菲薄化

3　初期〜中期緑内障診断の実際（使用機器：RS-3000 Advance）

症例1　45歳女性

主訴：人間ドックで乳頭陥凹拡大を指摘された
病歴：特記すべきものなし
視力：RV = 1.2（nc），LV = 1.2（nc）
眼圧：RT = 15mmHg，LT = 15mmHg

OCT所見（図5，6）は，右眼には異常を認めないが，左眼は下耳側のNFLの菲薄化，およびGCCの菲薄化を認める。いずれの形状も神経線維走行に沿っており，上下非対称性，かつ乳頭黄斑線維束領域は障害されていないことから緑内障に特徴的と言える。

眼底所見（図7）では，左眼の下耳側の視神経乳頭辺縁部は菲薄化し，乳頭出血を伴っている。また同部位と対応する網膜には神経線維層欠損（nerve fiber layer defect：NFLD）を認め，OCT所見と相応する。

静的視野所見（図8）では，左眼の固視点上方の感度低下を認め，OCTと眼底所見の双方に相応する。したがって，本症例は緑内障と診断した。

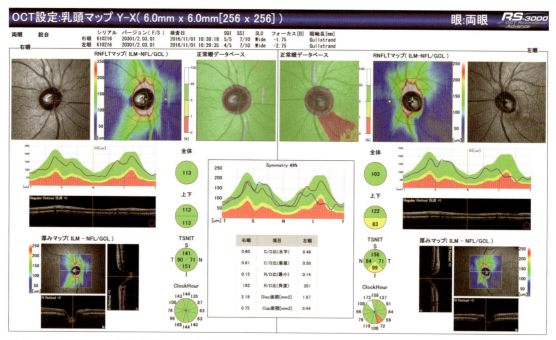

図5 OCT所見：乳頭周囲NFL解析（症例1）

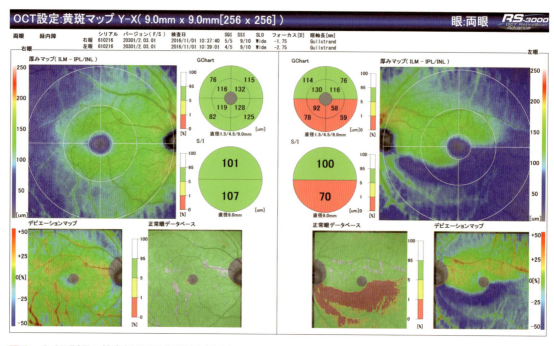

図6 OCT所見：黄斑部GCC解析（症例1）

なお，この症例のような初期の傍中心暗点は中心10度の視野を測定すると後の進行評価に有用である。

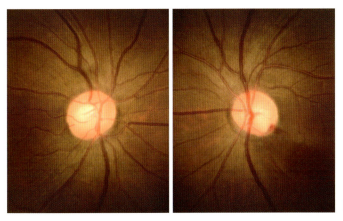

図7 眼底所見（症例1）

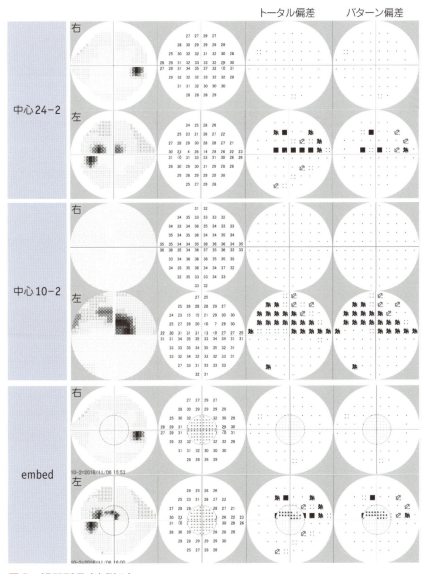

図8 視野所見（症例1）

<table>
<tr><td>症例2</td><td>50歳男性</td></tr>
</table>

主訴：健診で高眼圧を指摘された

病歴：特記すべきものなし

視力：RV ＝ 1.2（nc），LV ＝ 1.2（nc）

眼圧：RT ＝ 24mmHg，LT ＝ 20mmHg

- OCT所見（**図9，10**）は，両眼ともにNFLとGCCの菲薄化を認め，神経線維の走行に沿った左右，上下非対称性変化であり緑内障に特徴的である。

- 眼底所見（**図11**）では，右眼は上下耳側，左眼は下耳側に視神経乳頭辺縁部の菲薄化を認める。また同部位に対応する網膜にはNFLDを認め，OCT所見と相応する。

- 静的視野所見（**図12**）では，右眼は固視点上方のBjerrum領域に，左眼は上方の鼻側階段を伴う感度低下を認め，眼底，OCT所見の双方に相応する。

- なお，OCT所見では，右眼の上方網膜の形態変化が生じはじめており，今後は下方視野障害の進行が危惧される。

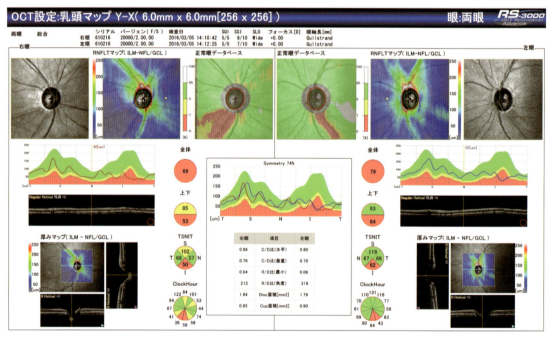

図9 OCT所見：乳頭周囲NFL解析（症例2）

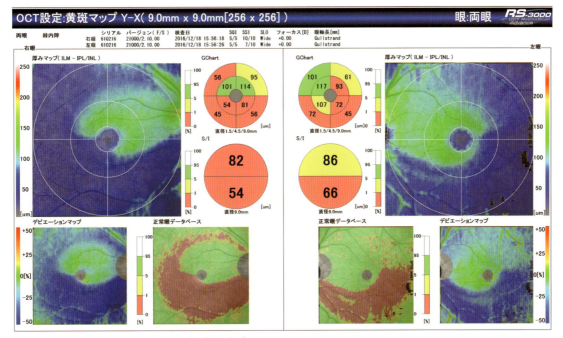

図10 OCT所見：黄斑部GCC解析（症例2）

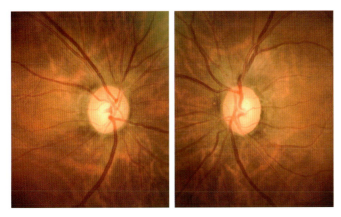

図11 眼底所見（症例2）

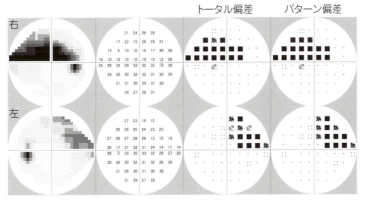

図12 視野所見（症例2）

- OCT所見（**図13**，**14**）は，NFL厚は左眼の耳上側，GCCでは両眼ともに上方にファインな菲薄化を認め，神経線維の走行に沿った緑内障に特徴的な所見と言える。

- 眼底所見（**図15**）では，視神経乳頭径は小さく，いわゆる小乳頭である。両眼共に乳頭辺縁部の菲薄化は明らかではないものの，右眼はGCCの菲薄部に対応した部位にファインなNFLDが確認できる。

- 静的視野所見（**図16**）では，パターン偏差において下方に集簇した異常ポイントが確認され，OCT所見と相応する。この症例のような緑内障発症早期の局所の感度低下はパターン偏差で捕捉されやすい。

- 本症例のような小乳頭症例の診断ではOCTがきわめて有用である。

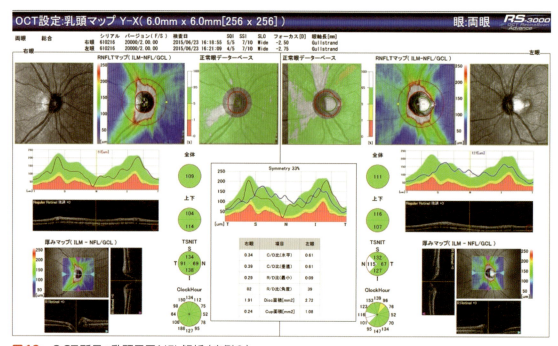

図13　OCT所見：乳頭周囲NFL解析（症例3）

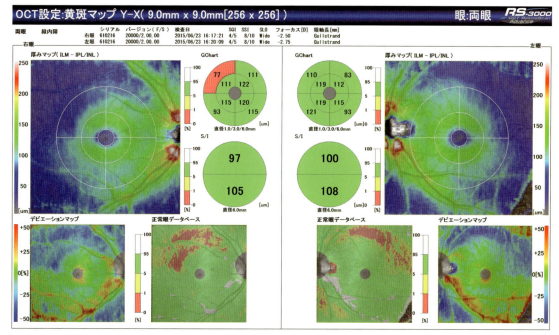

図14 OCT所見：黄斑部GCC解析（症例3）

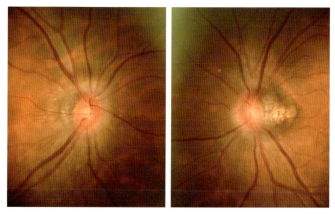

図15 眼底所見（症例3）

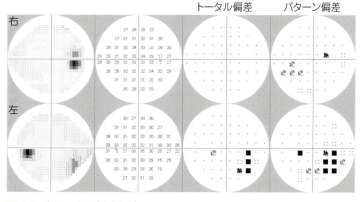

図16 視野所見（症例3）

2　近視緑内障

三木篤也，雲井美帆

Point

- 近視眼では視神経乳頭の変形や網膜の変性，萎縮のため，非近視眼に比べ緑内障の診断が困難であり注意を要する。
- 光干渉断層法 (optical coherence tomography：OCT) は近視眼でも有用だが，乳頭OCTよりも黄斑部OCTのほうが精度が高い。
- 近視の変化が強い症例ではOCTの検査の信頼性が低い場合もあり注意が必要である。

多治見スタディでは近視の有病率は41.8%と報告されている[1]。2011年のメタ解析では，緑内障眼では正常眼と比べて開放隅角緑内障のリスクが2倍になるという報告がある[2]。

このように日本人には近視の割合が高く，近視眼では緑内障を合併するリスクが高くなるため，わが国において近視眼での緑内障検出は特に重要である。

近視眼での緑内障合併例では中心視野障害が初期の段階から出現する症例，進行が速い症例もあり[3][4]，早期の診断が重要であるが近視による視神経乳頭や網膜の変形により診断が難しい。近視眼では，乳頭周囲脈絡網膜萎縮 (parapapillary chorioretinal atrophy：PPA) の拡大，傾斜乳頭，楕円化により視神経乳頭の緑内障性変化の把握が困難であり，紋理 (豹紋状) 眼底により網膜神経線維層欠損 (nerve fiber layer defect：NFLD) の変化も把握しにくい。Mariotte盲点の拡大やPPAによる感度低下，網膜の萎縮に伴う視野障害と，緑内障による視野障害との区別が困難である場合もある[5][6]。近視による視神経乳頭変化 (**表1**)，網膜変化，視野変化がある症例では検眼鏡的検査に加え，OCTによる検査も診断には重要である。

表1　視神経乳頭所見

視神経乳頭の検眼鏡的変化	高度近視眼
サイズ	大きい
形	長楕円形
陥凹	浅い
陥凹拡大	同心円状 (びまん性) 近視型 (耳側に傾斜)
傍視神経乳頭萎縮	近視に伴い拡大

1 近視眼でのOCT所見

OCTは近視眼での緑内障診断に有用であるが，近視眼には特徴的な変化がみられるため，診断には以下のような点に注意を要する。

1. 網膜神経線維層 (retinal nerve fiber layer：RNFL) 厚ピークの耳側シフト

近視眼では眼軸延長，傾斜に伴いRNFL厚のピークが耳側に偏位するためcpRNFL (circum-papillary RNFL) 厚が正常であっても異常と判定されることがあり注意が必要である。

2. 乳頭OCTの信頼性

強度近視では大乳頭や大きなPPA，視力不良により乳頭OCTの信頼性が低い場合があり，実際の計測データを確認し，信頼性について検討する必要がある。信頼性が低い場合は黄斑部GCC (ganglion cell complex) マップ，黄斑部垂直断層像のほうが有用である[7]。

3. 網膜の菲薄化

強度近視眼では網膜が全体的に薄く，正常眼データベースをもとにした診断法では全体が薄く判定され，緑内障変化の把握が困難な場合がある。

4. 早期からの乳頭黄斑線維障害

近視眼では早期から変化が出る場合があり，視力への影響も大きいため黄斑部OCTも利用した診断，フォローアップが有用である。

5. PPAβ

眼底写真から同定する古典的PPAβは緑内障，近視ともに認められるものであった。近年，乳頭部分のOCTでBruch膜の欠損の有無を確認することで，古典的PPAβを緑内障との関連が強いPPAβと近視との関連が強いPPAγに区別できるようになった[8]。近視眼での緑内障診断に役立つ可能性がある。

6. ICC (intrachoroidal cavitation)

強度近視では乳頭部OCTでICCと呼ばれる乳頭周囲脈絡網膜内の空洞様所見を認めることがあり，視野障害を伴うことが多く注意が必要である[9]。

2 症例

52歳女性

病歴：近医で乳頭萎縮を認め，正常眼圧緑内障として点眼加療を開始したが，ド
ルゾラミド塩酸塩・チモロールマレイン酸塩配合液両1日2回両眼，ブリモニジ
ン酒石酸塩1日2回両眼，トラボプロスト1日1回両眼点眼下でも視野障害が進
行しており紹介となった。

視力：RV＝0.09（1.2×S−3.00D＝C−0.25D Ax170°），LV＝0.15（1.2×S−
1.75D＝C−0.5D Ax35°）

眼圧：RT 15mmHg，LT 14mmHg

両眼ともに近視であり，PPA，視神経乳頭陥凹拡大を認めた。隅角は両眼ともに開放隅
角で眼底では右眼は下方，左眼は上下のリムの菲薄化に沿ってNFLDを認めた（**図1**）。
OCT（RS−3000）では乳頭OCT，黄斑部OCTともに同部位のRNFLに菲薄化を認
めた（**図2**）。静的視野検査でも対応する右眼の上方，左眼の上下に視野障害を認め，
緑内障に伴う視野障害と診断した（**図3**）。

本症例では近視による視神経乳頭の変化，網膜の菲薄化が軽度であったため，眼底所
見，OCTともに緑内障性の変化が観察できた。

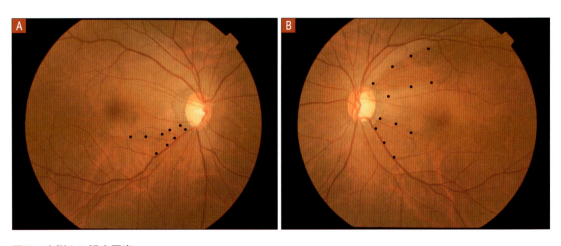

図1 症例1の眼底写真

A：右眼，B：左眼。両眼ともにPPA，視神経乳頭陥凹拡大を認め，右眼は下方，左眼は上下のリムの菲薄化に沿って網膜神経
線維層欠損を認めた。

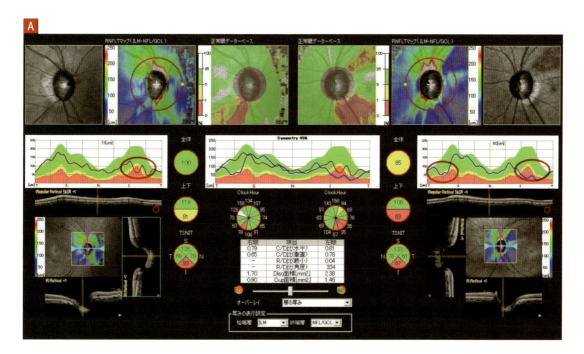

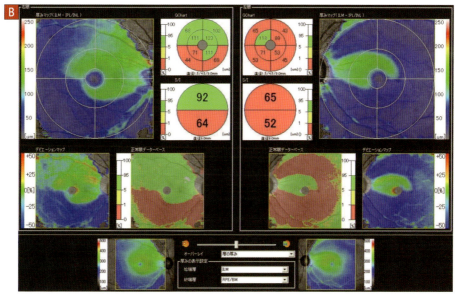

図2 症例1の乳頭OCT（A），黄斑部OCT（B）

RS-3000では乳頭OCT，黄斑部OCTともに同部位のRNFLに菲薄化を認めた（A：赤丸部分）。

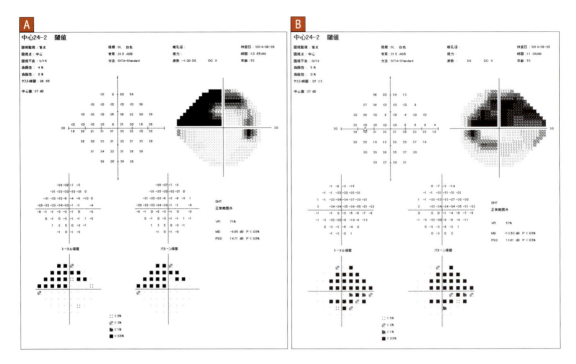

図3 症例1の静的視野検査

A：右眼，B：左眼。対応する右眼の上方，左眼の上下に視野障害を認め，緑内障に伴う視野障害と診断した。

症例2 45歳女性

病歴：2013年から左眼の緑内障でタフルプロスト1日1回左眼の点眼を開始した
正常眼圧緑内障。

視力：RV＝0.07（1.5×S−5.75D＝C−0.5D Ax90°），LV＝0.09（1.5×S−5.00D
＝C−0.75D Ax160°）

眼圧：RT 12mmHg，LT 12mmHg

両眼ともに症例1よりも近視の度数が強く，眼底にも近視性変化が強い。両眼ともに
視神経乳頭陥凹拡大と耳側のリムの菲薄化が認められるが，PPAの範囲が広く，傾斜
もあるため，近視のみの変化か，緑内障性の変化を合併しているかの判別が困難であ
る。紋理（豹紋状）眼底もあり，NFLDの把握も困難である（**図4**）。乳頭OCTでは，
耳側へのピークシフトを認め，両眼とも下方にRNFLの菲薄化を疑う変化も認めた。
黄斑部OCTでも，両眼ともに下方は菲薄化を認めた（**図5**）。静的視野検査でも両眼
とも対応する上方の耳側に視野異常を認め，近視による変化に緑内障も合併している
例であることがわかる。

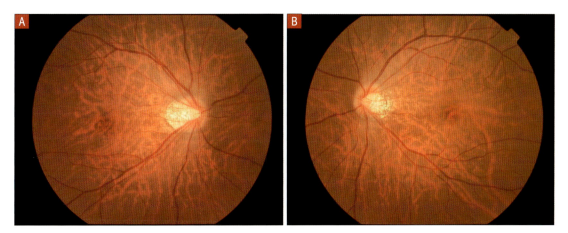

図4 症例2の眼底所見

A：右眼，B：左眼。黒矢印部分には耳側へのピークシフトを認めた。両眼ともに視神経乳頭陥凹拡大と耳側のリムの菲薄化が認められるが，PPAの範囲が広く，傾斜もあるため，近視のみの変化か，緑内障性の変化を合併しているかの判別が困難である。紋理（豹紋状）眼底もあり，NFLDの把握も困難である。

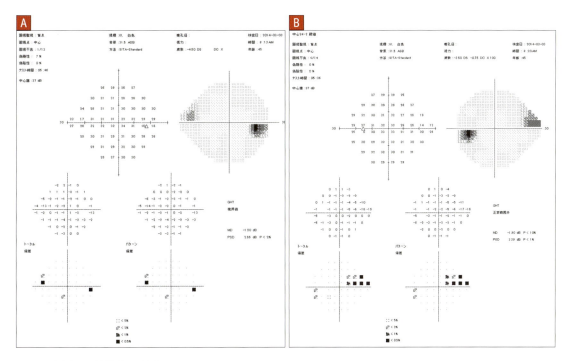

図6 症例2の静的視野検査

A：右眼，B：左眼。両眼とも対応する上方の耳側に視野異常を認め，近視による変化に緑内障も合併している例であることがわかる。

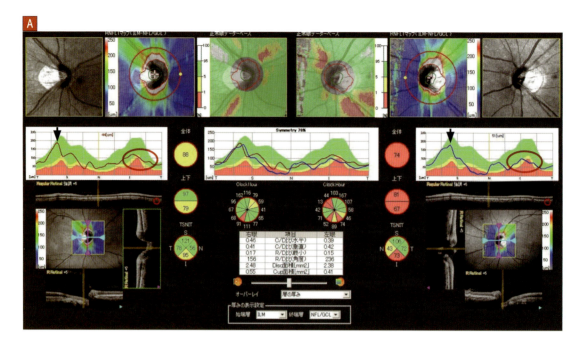

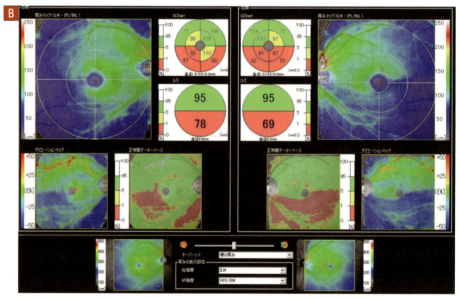

図5 症例2の乳頭OCT（A），黄斑部OCT（B）

乳頭OCTでは，耳側へのピークシフトを認め（A：矢印），両眼とも下方にRNFLの菲薄化を疑う変化も認めた（A：赤丸部分）。黄斑部OCTでも，両眼ともに下方は菲薄化を認めた。

3 近視眼での緑内障診断

- 非緑内障眼で視神経に近視による変形を強く認めることがあり（近視性視神経症），緑内障との鑑別が困難である。（本書第4章1. 近視乳頭の項参照）。今回の症例のように近視性の変化が軽度から中等度のものであれば検眼鏡的検査に加え，OCT が診断に有用であるが，乳頭や網膜の変形や萎縮がさらに強い症例ではOCTのアーチファクトや網膜の全体的な菲薄化により，OCT でも緑内障変化の検出が困難なこともある。そのような症例では，PPAの詳細な分類や篩状板欠損が診断に有用であるという報告はあるがまだ確立されておらず，通常の検査方法では判別が難しいため，OCTのさらなる改良が望まれる。

- OCT を用いても判断が困難な症例については，眼底所見，視野なども合わせて注意深い経過観察が必要である。

文 献

1) Sawada A, et al：Refractive errors in an elderly Japanese population：the Tajimi study. Ophthalmology. 2008；115(2)：363−70.e3.

2) Marcus MW, et al：Myopia as a risk factor for open−angle glaucoma：a systematic review and meta−analysis. Ophthalmology. 2011；118(10)：1989−94.e2.

3) Araie M, et al：Influence of myopic refraction on visual field defects in normal tension and primary open angle glaucoma. Jpn J Ophthalmol. 1995；39(1)：60−4.

4) Mayama C, et al：Myopia and advanced−stage open−angle glaucoma. Ophthalmology. 2002；109(11)：2072−7.

5) Ohno−Matsui K, et al：Long−term development of significant visual field defects in highly myopic eyes. Am J Ophthalmol. 2011；152(2)：256−65.e1.

6) Akagi T, et al：Peripapillary scleral deformation and retinal nerve fiber damage in high myopia assessed with swept−source optical coherence tomography. Am J Ophthalmol. 2013；155(5)：927−36.

7) Shoji T, et al：Assessment of glaucomatous changes in subjects with high myopia using spectral domain optical coherence tomography. Invest Ophthalmol Vis Sci. 2011；52(2)：1098−102.

8) Kim M, et al：Differentiation of parapapillary atrophy using spectral−domain optical coherence tomography. Ophthalmology. 2013；120(9)：1790−7.

9) Freund KB, et al：Peripapillary detachment in pathologic myopia. Arch Ophthalmol. 2003；121(2)：197−204.

3　前視野緑内障

相澤奈帆子，中澤　徹

● 光干渉断層法（optical coherence tomography：OCT）を用いて前視野緑内障（preperimetric glaucoma：PPG）を診断する場合，乳頭周囲網膜神経線維層厚（cpRNFLT）や黄斑部の網膜神経線維層厚を評価することが重要である。
● 得られた所見の経時変化，また上下非対称性に着目する。

1　はじめに

「緑内障を示唆する眼底所見を呈しながらも緑内障性視野異常を認めない」と定義されるPPGにおいて，その診断や進行の有無を見きわめることは重要である。spectral domain光干渉断層計（spectral domain optical coherence tomography：SD-OCT）やswept source OCT（SS-OCT）により，組織深達性が高く高解像度の画像による網膜の層別解析が可能となった今日，PPGの診断においてOCTの有用性はより高いものとなった。従来の視神経乳頭周囲網膜神経線維層厚（circumpapillary retinal nerve fiber layer thickness：cpRNFLT）のみならず，黄斑部の網膜神経線維層複合体（ganglion cell complex：GCC）厚の測定によって，より早期に簡便に病態を把握することが可能となっている。

PPGではGCC厚は既に菲薄化しており[1]，上下の非対称性を生じやすいことが報告されている[2]。また，PPGにおいても網膜神経線維層（retinal nerve fiber layer：RNFL）菲薄化と視野進行は関連し[3]，中でもRNFLが1μm／年で菲薄化する場合，視野進行の危険因子であることが報告されている[4]。つまり今後の治療方針を考える上でもOCT所見は重要であると言える。これまでは黄斑部中心20度に相当する6×6mmの範囲での評価が多かったが，最近は12×9mmといった広範囲での撮影が可能となった。視神経乳頭と黄斑部のRNFLを同時に評価することによって，PPG診

断の有用性が報告されている[5]。

本稿ではPPGのOCT所見を提示し，その診断について考えたい。

2　症例提示

症例1	56歳女性

症例1　56歳女性

主訴・病歴：コンタクトレンズ作成のため近医を受診したところ視神経乳頭陥凹拡大を指摘された。

視力：右(1.2)，左(1.2)

眼圧：右16mmHg，左13mmHg

家族歴：母方祖母・母が緑内障，息子が前視野緑内障

既往歴：高血圧・高脂血症

眼底所見：視神経乳頭下方に神経線維層欠損（nerve fiber layer defect：NFLD）と上方にも細いNFLDを認める（**図1A**）。

Humphrey視野計24-2 SITA（swedish interactive threshold algorithm）standardプログラムでは緑内障性視野異常を認めない（**図1C**）。

Matrix視野計24-2にて上方の感度低下を認める（**図1D**）。

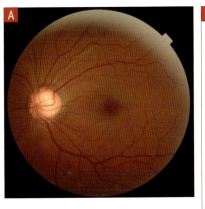
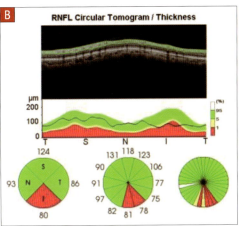
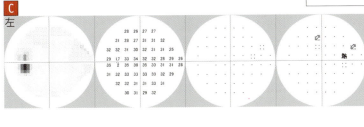

図1　眼底・視野・OCT所見（症例1）

- cpRNFLT：3D-OCT 2000による測定。下方の菲薄化を認める（**図1B**）。
- 黄斑部：SS-OCTによる測定。黄斑下方広範囲の神経節細胞層（ganglion cell layer：GCL）の菲薄化を認める（**図2**）。

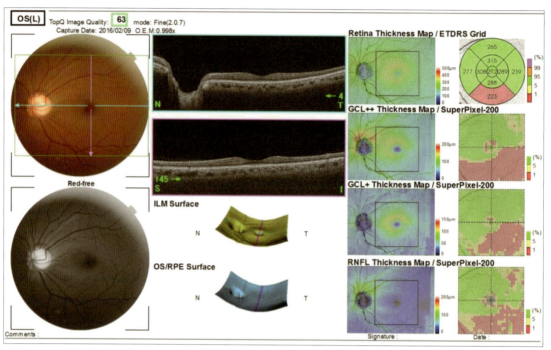

図2 黄斑部OCT（症例1）

> **症例2** 59歳男性
>
> 主訴・病歴：検診にて視神経乳頭陥凹拡大を指摘された。
>
> 視力：右1.5（矯正不能），左1.5（矯正不能）
>
> 眼圧：右16mmHg，左16mmHg
>
> 家族歴：なし
>
> 既往歴：関節リウマチ

- 眼底所見：下方にNFLDを認める（**図3A**）。
- Humphrey視野計24-2 SITA standardプログラムでは緑内障性視野異常を認めない（**図3C**）。
- Matrix視野計24-2：感度低下は認めない（**図3D**）。
- cpRNFLT：3D-OCT 2000による測定。下方の菲薄化を認める（**図3B**）。
- 黄斑部：3D-OCT 2000による測定。実測値の平均値を算出すると正常範囲内であるが，significance mapでは下方に局所的なGCLの菲薄化を認める（**図4**）。

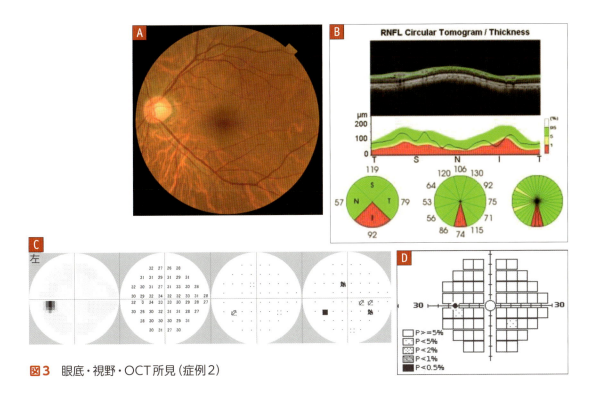

図3 眼底・視野・OCT所見（症例2）

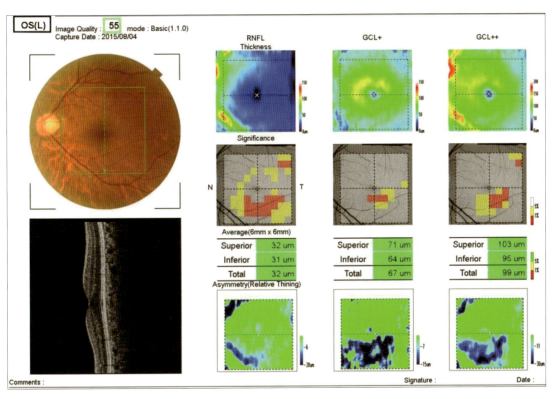

図4 黄斑部OCT（症例2）

症例3 | 56歳女性

主訴・病歴：検診にて視神経乳頭陥凹拡大を指摘された。

視力：右（1.0），左（1.5）

眼圧：右13mmHg，左15mmHg

家族歴：姉が緑内障

既往歴：貧血

- 眼底所見：上方と下方に細いNFLDを認める（**図5A**）。
- Humphrey視野計24-2 SITA standardプログラムでは緑内障性視野異常を認めない（**図5C**）。
- Matrix視野計24-2：感度低下は認めない（**図5D**）。
- cpRNFLT：3D-OCT 2000による測定。菲薄化は検出されない（**図5B**）。
- 黄斑部：3D-OCT 2000による測定。実測値の平均値を算出すると正常範囲内であるが，significance mapでは下方に局所的なGCLの菲薄化を認める（**図6**）。

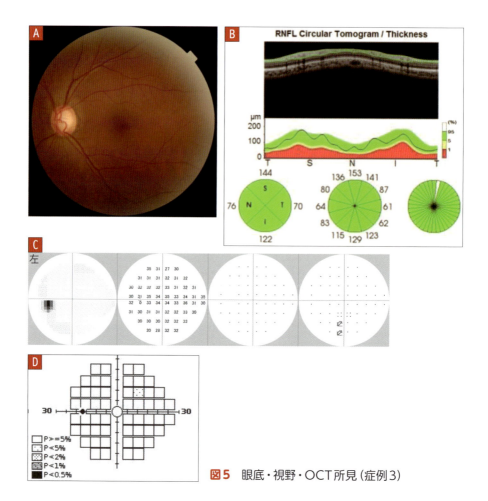

図5 眼底・視野・OCT所見（症例3）

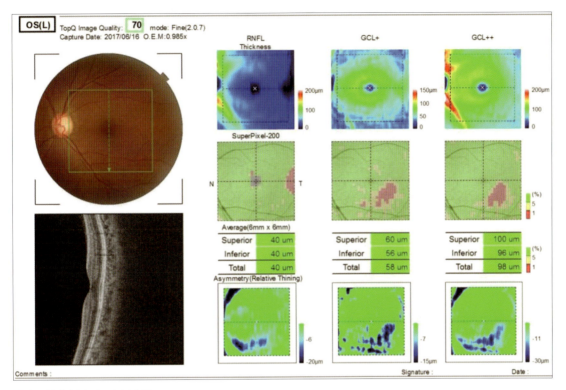

図6 黄斑部OCT（症例3）

- 提示した症例はどれも眼底写真にてNFLDを認める症例であるが、OCTでの障害パターンが異なる。
- **症例1**は、cpRNFLTも黄斑マップでも菲薄化を認める症例であり、Matrix視野計にてOCTと一致する障害を認めることから、今後、緑内障性視野異常を発症する可能性を頭に入れ経過観察により注意を要するPPG症例と言える。
- **症例2**はcpRNFLTの菲薄化を認めるが、黄斑部ではまだ実測値での菲薄化は認めない。しかし、significance mapにて局所的な菲薄化、つまり上下の非対称性を示す症例である。
- **症例3**においてはNFLDを認めるもののcpRNFLTの菲薄化は検出されない。また、黄斑部でも実測値での菲薄化は認めないが、症例2と同様にsignificance mapにて局所的な菲薄化を認める症例である。
- **症例2**や**3**のような症例では黄斑部に対応するようにHumphreyまたはMatrix視野計の10-2で評価し、OCT所見と一致する視野異常の有無を評価していくことが重要である。

3 診断の注意点

- NFLDに伴うcpRNFLTの菲薄化を呈する疾患は緑内障関連疾患のみではない。OCTにて菲薄化したcpRNFLTを認めたため，緑内障として治療が開始された後に網膜静脈閉塞症や高血圧網膜症であったことが判明することもある。OCTにより簡便にcpRNFLTや黄斑部GCCの測定が可能となったが，得られた検査結果が信頼性の高いものなのか，PPGとして判断して問題ないのか，十分な検討が必要である。

- また，PPGのGCC厚は正常眼とオーバーラップする部分が大きいことが報告されており[1]，得られた平均値のみで判断することは危険である。さらに近視眼ではcpRNFLTの二峰性のピークが耳側に偏位することによって異常と判定される可能性，眼軸長の伸長に伴い眼底の神経線維の分布が変化する[6]ことによってGCC厚が異常と判定される可能性があり，近視眼でのPPG診断も注意が必要と言える。

4 おわりに

- OCTを用いたPPGの診断について症例を提示し解説した。OCTの発展により緑内障病態の早期診断や詳細な経過観察が可能となったが，ともすると機器に依存してしまう可能性もある。検眼鏡的所見をおろそかにすることなく，得られた検査結果を総合的に判断することが，PPGを診断・管理する上で重要と思われる。

文 献

1) Tan O, et al: Detection of macular ganglion cell loss in glaucoma by Fourier-domain optical coherence tomography. Ophthalmology. 2009; 116(12): 2305-14. e1-2.

2) Nakano N, et al: Macular ganglion cell layer imaging in preperimetric glaucoma with speckle noise-reduced spectral domain optical coherence tomography. Ophthalmology. 2011; 118(12): 2414-26.

3) Lalezary M, et al: Baseline optical coherence tomography predicts the development of glaucomatous change in glaucoma suspects. Am J Ophthalmol. 2006; 142(4): 576-82.

4) Miki A, et al: Rates of retinal nerve fiber layer thinning in glaucoma suspect eyes. Ophthalmology. 2014; 121(7): 1350-8.

5) Lee WJ, et al: Diagnostic ability of wide-field retinal nerve fiber layer maps using swept-source optical coherence tomography for detection of preperimetric and early perimetric glaucoma. J Glaucoma. 2017; 26(6): 577-85.

6) Hong SW, et al: Analysis of peripapillary retinal nerve fiber distribution in normal young adults. Invest Ophthalmol Vis Sci. 2010; 51(7): 3515-23.

4 OCT診断のピットフォール

北　善幸

Point
- ● 緑内障解析にはセグメンテーションエラーが生じている可能性があることを念頭に置く。
- ● 緑内障以外の眼疾患でも乳頭周囲網膜神経線維層（circum-papillary retinal nerve fiber layer：cpRNFL）厚や黄斑部内層厚が減少することがある。
- ● 全身疾患によってもcpRNFL厚や黄斑部内層厚が減少する。

1 正確な解析ができているかどうか？

　光干渉断層法（optical coherence tomography：OCT）を用いて緑内障診断をする際，以下の点について注意する必要がある。視神経乳頭周囲の解析であれば，cpRNFL厚のみ，黄斑部であれば内層厚のみ測定されている必要がある（**図1**）。しかしながら，セグメンテーションエラーが生じ，目的の網膜層のみが測定できていないことをしばしば経験する。実際に黄斑部解析のセグメンテーションエラーは26.8％に生じると報告されており[1]，少なくない。そのため，解析結果の確認の前にはセグメンテーションエラーの有無に注意を払う必要がある。セグメンテーションエラーは，軽度であれば解析結果に影響がないが，広範囲にセグメンテーションエラーを認める場合は解析結果に影響するため，OCT撮影を再施行する必要がある。

　緑内障の経過観察でOCTを用いる場合は，その都度，セグメンテーションエラーの確認が必要となる。経過観察を開始する際には，OCT撮影を同一日に3回程度行い，再現性を確認することも有用である。同一日に3回測定し測定値がばらつくのであれば，経過観察する際も，同様のばらつきが生じるからである（**図2A**）。特にcpRNFL厚は乳頭周囲の網膜血管のアーチファクトの影響を受けやすく，再現性が低下しやすい（**図2B，C**）[2]。これらの再現性が高くない場合，網膜全層厚を確認すると再現性が

良好な場合がある[3]。緑内障の経過中に網膜外層厚の変化はないので，網膜全層厚で経過観察しても，内層厚やcpRNFL厚で経過観察しても，減少量に違いはほぼない。

2 他の眼疾患に罹患していないか？

- 本人の自覚症状がなくても，緑内障以外の眼疾患に罹患していることがある。たとえば，黄斑上膜や網膜静脈分枝閉塞では，軽度であれば歪視などの自覚症状を訴えないことがある（図3）。ほかにも，網膜分離症は視力低下することもあるが，自覚症状がないこともある（図4）。このような疾患に罹患している場合，OCTでの緑内障解析が困難な場合がある。

- 黄斑円孔などで内境界膜剝離併用の硝子体手術の既往がある場合や視神経炎の既往がある場合なども黄斑部内層厚が薄くなっているので，既往歴の確認が必要である（図5）。

- cpRNFL厚などは白内障手術後に厚くなると報告されているが[4]，これは，白内障手術によってcpRNFL厚が厚くなるわけでなく，白内障手術後にOCTの画質が改善し，厚く測定されるためである。つまり，cpRNFL厚や黄斑部内層厚で緑内障を経過観察している間に白内障が進行すると，これらの厚みが見かけ上，減少する可能性がある。

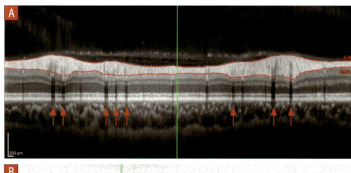
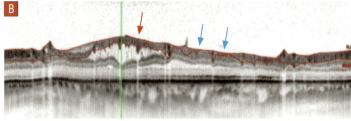

図1 cpRNFLのBスキャン画像（SPECTRALIS®）

A：赤いラインを確認しcpRNFL厚のみ計測しているか確認する。赤矢印は網膜血管によるアーチファクトを示す。

B：青矢印部でセグメンテーションエラーが生じている。また，赤矢印部では網膜分離が生じており，cpRNFLの解析は困難である。

3 cpRNFL厚や黄斑部内層厚に影響を与える全身疾患に罹患していないか?

全身疾患（多発性硬化症，Parkinson病，鉄欠乏性貧血，Alzheimer病，睡眠時無呼吸症候群，肥満，統合失調症，糖尿病など）の影響でcpRNFL厚や黄斑部内層厚が減少することが報告されている[5)~9)]。これらの疾患では眼所見はないことも多いので注意が必要である。

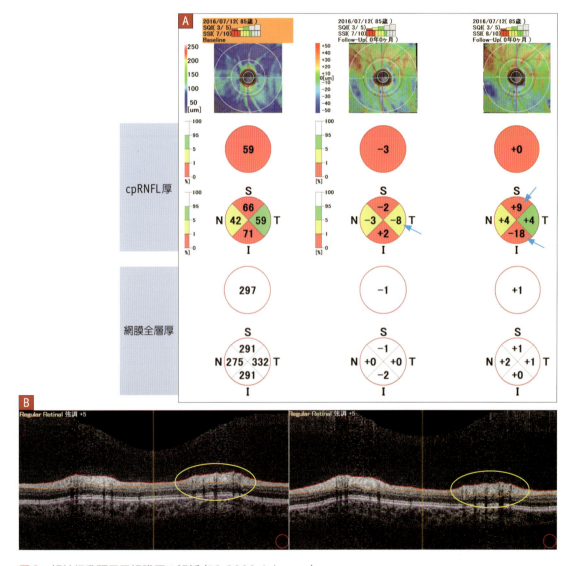

図2　視神経乳頭周囲網膜厚の解析 (RS-3000 Advance)

A：同一日に3回測定した結果を示す。cpRNFL厚には測定誤差が生じていることが確認できる（青矢印）。一方，網膜全層厚では，cpRNFL厚と比較して，測定誤差が少ない。

B：同一日に撮影した2枚のOCT画像であるが，網膜血管のアーチファクトのため，cpRNFLと網膜神経節細胞層の間の境界が不明瞭であり，セグメンテーションが異なる（黄色円内のオレンジ線）。

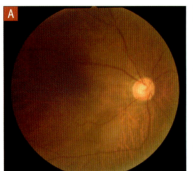

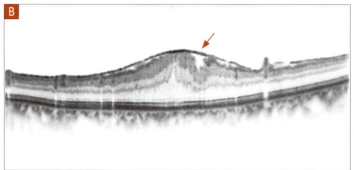

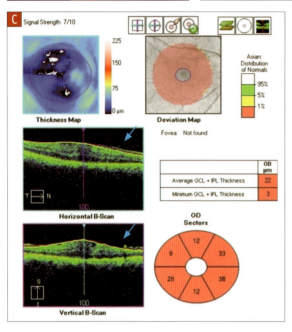

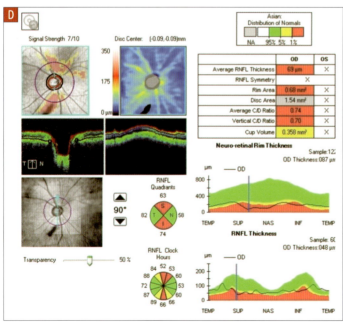

図3 黄斑上膜

A：眼底写真。緑内障性視神経症を認めるが，画質が不良のため，黄斑上膜は確認できない。

B：黄斑部垂直OCT画像（SPECTRALIS®）。黄斑上膜を認める（赤矢印）。

C：黄斑部解析（CirrusTM HD-OCT）。セグメンテーションエラー（青矢印）のため，黄斑部内層厚が測定できていない。

D：乳頭部解析（CirrusTM HD-OCT）。cpRNFL厚は黄斑上膜の影響を受けていないので解析結果の信頼性が高い。

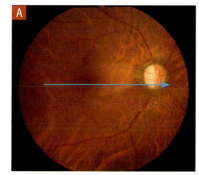

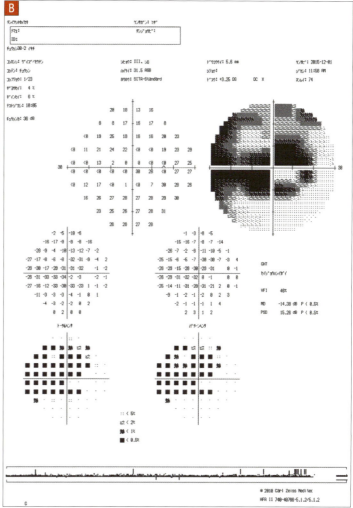

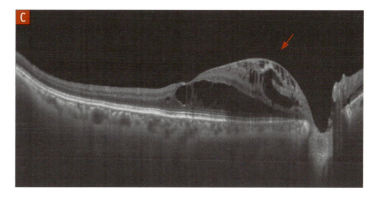

図4 網膜分離症

A：眼底写真。右眼の緑内障性視神経症と上下耳側に網膜神経線維層欠損を認める。

B：Humphrey視野検査。視神経乳頭所見に一致する視野障害を認める。

C：OCT画像（Aの青矢印部）。黄斑から視神経乳頭にかけて黄斑分離を認める（赤矢印）。矯正視力（1.0）。

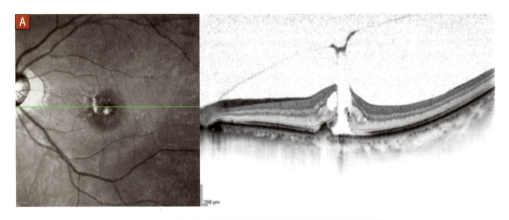

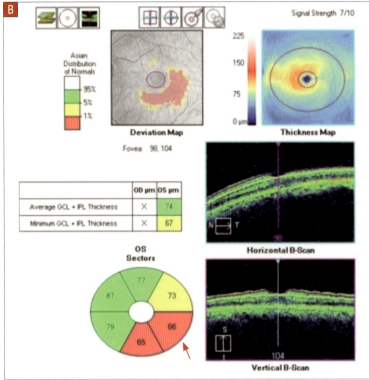

図5 左眼黄斑円孔

A：黄斑円孔眼の術前OCT画像。内境界膜剥離併用の硝子体手術を施行した。
B：黄斑円孔眼の術後OCT画像（Cirrus™ HD-OCT）。黄斑円孔の術後では，黄斑耳
側の黄斑部内層厚が菲薄化しやすい（赤矢印）。

● 文 献 ●

1) Karti O, et al：The assessment of peripapillary retinal nerve fiber layer and macular ganglion cell layer changes in obese children：a cross-sectional study using optical coherence tomography. Int Ophthalmol. 2017；37(4)：1031-8.

2) Ye C, et al：Impact of segmentation errors and retinal blood vessels on retinal nerve fibre layer measurements using spectral-domain optical coherence tomography. Acta Ophthalmol. 2016；94(3)：e211-9.

3) Kita Y, et al：Differences of intrasession reproducibility of circumpapillary total retinal thickness and circumpapillary retinal nerve fiber layer thickness measurements made with the RS-3000 optical coherence tomograph. PLoS One. 2015；10(12)：e0144721.

4) Nakatani Y, et al：Effect of cataract and its removal on ganglion cell complex thickness and peripapillary retinal nerve fiber layer thickness measurements by fourier-domain optical coherence tomography. J Glaucoma. 2013；22(6)：447-55.

5) Sagiv O, et al：Retinal nerve fibre layer thickness measurements by optical coherence tomography in patients with sleep apnoea syndrome. Clin Exp Ophthalmol. 2014；42(2)：132-8.

6) Garcia-Martin E, et al：Distribution of retinal layer atrophy in patients with Parkinson disease and association with disease severity and duration. Am J Ophthalmol. 2014；157(2)：470-8.e2.

7) Garcia-Martin E, et al：Retinal layer segmentation in patients with multiple sclerosis using spectral domain optical coherence tomography. Ophthalmology. 2014；121(2)：573-9.

8) Cikmazkara I, et al：Peripapillary retinal nerve fiber layer thickness in patients with iron deficiency anemia. Indian J Ophthalmol. 2016；64(3)：201-5.

9) Yılmaz U, et al：Retinal nerve fiber layer and macular thickness measurement in patients with schizophrenia. Eur J Ophthalmol. 2016；26(4)：375-8.

1 近視乳頭

山下高明

Point

- 近視乳頭では，傾斜・コーヌス・乳頭周囲網膜神経線維隆起のため，診断精度は低くなる。
- 近視乳頭では光干渉断層法（optical coherence tomography：OCT）の視神経乳頭解析を用いても緑内障の診断精度は低いため，乳頭マップ，黄斑マップを用いて緑内障スクリーニングを行う。
- 近視乳頭で緑内障との鑑別に有用な所見は「乳頭出血」と「色調陥凹乖離」であるが，両者ともOCTでは検出できないため，眼底検査は重要である。

1 スクリーニングにおける診断精度の重要性

日常診療では，倒像鏡による眼底検査で緑内障スクリーニングを行っている方は多いと思う。患者の状況によっては無散瞳で緑内障スクリーニングを行わざるをえない場合も多い。視神経乳頭を倒像鏡で観察して，C/D比・ノッチ・乳頭出血・神経線維束欠損（nerve fiber layer defect：NFLD）などで緑内障の疑いがあれば，視野・OCTなどの精密検査に進むので問題はないであろう。しかし，この倒像鏡検査で緑内障ではないと判断され，実は緑内障だった場合，見逃しとなる。そのため，スクリーニングにおける診断精度は重要である。

検査で診断精度を示す統計用語として，「真の緑内障を正しく緑内障と診断できる割合＝感度」，「真の正常を正しく正常と診断できる割合＝特異度」がある。倒像鏡検査と似た状況としては，欧州緑内障学会の会員に，緑内障と非緑内障を視神経乳頭の立体眼底写真のみで判定させた研究がある。眼科医個々人の感度は43.8〜100％（平均74.7％），特異度は25.0〜100％（平均87.4％）と報告されている[1]。残念ながら両方とも100％の眼科医はいなかった。つまり，眼底検査でスクリーニングを行うと，感度は約75％であるから25％（4人に1人）は見逃すことになる。

しかし，実際の日常診療では，①立体眼底写真ではなく検眼鏡検査であり，②紛らわしい他疾患（視神経乳頭低形成・網膜静脈分枝閉塞症，網膜動脈分枝閉塞症など）の合併，③散瞳不良，白内障などで透見が不良，④日本人では近視眼底が多いことにより，見逃しはもっと多くなる。

2 近視眼での診断精度

特に近視眼では，視神経乳頭傾斜でC/D比・ノッチ（リムの菲薄化）の判定が困難であり，紋理（豹紋）状変化でNFLDが見えにくいため（**図1**），診断精度が低下する。近視眼では眼軸長が長い眼が多く，対象である視神経乳頭が遠く，小さめに見えるた

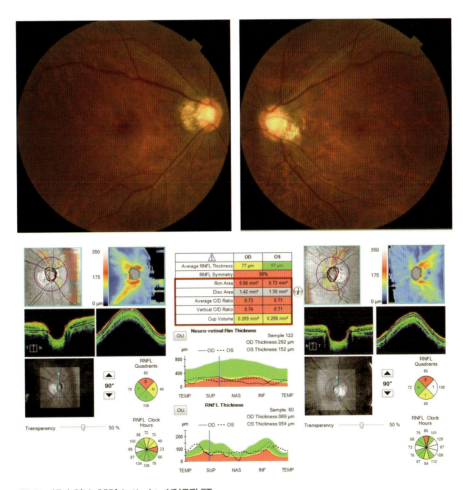

図1 緑内障と誤診しやすい近視乳頭
近視眼底では，傾斜・コーヌス・紋理（豹紋状）眼底のため，C/D比の評価，NFLDの評価が困難である。OCTの乳頭評価（赤枠内）では異常である赤の表示となっているが，本症例の視野は正常である。乳頭マップでは上耳側にNFLD様の所見を認めるが，これは近視眼では上下耳側の厚み網膜神経線維が正常人データベースよりも黄斑側にシフトしていることに起因する偽のNFLD様所見である。

め，所見がわかりにくい。さらに近視眼に限らないが，小乳頭ではもともとのC/D比が小さく，大乳頭ではもともとのC/D比が大きいため，C/D比による緑内障診断では，小乳頭では緑内障を見逃しやすく，大乳頭では緑内障と誤診しやすい。

3 検眼鏡とOCTによる視神経乳頭評価の違い

- 視神経乳頭を評価する緑内障診断におけるこれらの不利な条件はOCTで解消されるのであろうか。残念ながら，OCTの視神経乳頭解析による緑内障自動判定による感度は約75%，特異度は約95%で，検眼鏡よりは高いが[2]，後述する黄斑マップや乳頭マップ解析と比較すると診断精度は低い。

- 検眼鏡よりOCTのほうが診断精度が高くなる理由のひとつは，それぞれの方法による視神経乳頭外縁の決定方法である。OCTでは自動検出されるBruch膜開口部を視神経乳頭外縁としているが，これは検眼鏡的な視神経乳頭外縁とは乖離している[3]。この違いはコーヌス，乳頭周囲網膜神経線維隆起（parapapillary nerve fiber elevation：pNFE）[4] などの近視性変化に起因している。図2は検眼鏡（緑円）とOCT（赤円）に

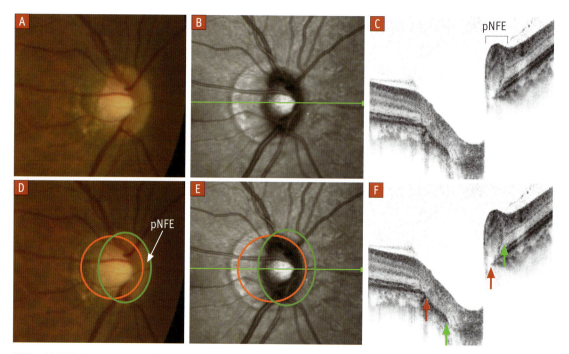

図2 検眼鏡とOCTによる視神経乳頭外縁の乖離
検眼鏡による視神経乳頭外縁（緑円，緑矢印）と，OCTによる視神経乳頭外縁すなわちBruch膜開口部（赤円，赤矢印）が一致していない眼（A・B・CとD・E・Fはそれぞれ同じ画像）。耳側のコーヌス部では検眼鏡（緑矢印）よりOCT（赤矢印）のほうがより黄斑側に視神経乳頭外縁が位置し，鼻側の乳頭周囲網膜神経線維隆起（parapapillary nerve fiber elevation：pNFE）部では検眼鏡（緑矢印）よりOCT（赤矢印）のほうが視神経乳頭中心側に視神経乳頭外縁が位置する。

よる視神経乳頭外縁の違いを示している。耳側のコーヌス部では検眼鏡（緑矢印）より OCT（赤矢印）のほうがより黄斑側に視神経乳頭外縁が位置し，鼻側のpNFE部では検眼鏡（緑矢印）よりOCT（赤矢印）のほうが視神経乳頭中心側に視神経乳頭外縁が位置する。詳細は拙著[5]を参照して頂きたい。

4 OCT黄斑マップ・乳頭マップの活用

このようにOCTによる視神経乳頭解析（C/D比，リム面積など）は検眼鏡的な印象と解離しており，診断精度も高くないため，より優れた視神経乳頭解析方法が模索された。ChauhanらはOCT断層像でBruch膜断端から網膜表面までの最短距離，すなわちBruch膜開口部におけるリムの厚みを数値化するBruch's membrane opening-minimum rim width（BMO-MRW）を報告した。しかし，−2D以上の近視で緑内障自動判定を行ったところ，感度は90％，特異度は71％で，診断精度は乳頭周囲網膜神経線維層厚解析と同程度であり，黄斑マップと比較して診断精度は高くなかった[6]。

筆者も緑内障専門医として研鑽を積んできたが，正直に言うと検眼鏡検査で視神経乳頭を評価する緑内障スクリーニングは見逃しが多くなるため，できるだけ行いたくない。OCTの乳頭マップによる網膜神経線維層解析の感度は85％，特異度は95％，黄斑マップの神経節細胞層内網状層欠損（ganglion cell-inner plexiform layer defect：GCIPLD）の感度は94％，特異度は97％と報告されている[7][8]。これらの研究でも強度近視・他疾患は含まれていないので，実際の臨床現場では感度・特異度はもう少し低いであろう。

しかし，視神経乳頭の検眼鏡検査，OCT解析よりも診断精度は高く，特に黄斑マップのGCIPLDおよびNFLDと耳側縫線の顕在化[8]はわかりやすく，緑内障の見逃しは，検眼鏡より減少する。筆者自身も緑内障スクリーニングでOCTの黄斑マップを使用するようになって，診断精度が向上したことを実感している。

5 近視眼急増時代の緑内障スクリーニング──OCT黄斑マップ・乳頭マップ×乳頭出血，色調陥凹乖離の合わせ技で

2000年から2001年にかけて行われた緑内障の疫学調査である多治見スタディでは，近視の頻度も報告されており，−0.5D未満の近視の割合は，70代で男性13.5％，女性18.6％に対して，40代では男性70.3％，女性67.8％と急激に増加している[9]。現時点（2017年7月）では多治見スタディから17年ほど経過しているので，

当時の70代は今の87～96歳であり，当時の40代は今の57～66歳ということになる。つまり今後は近視眼が急増することが確実であるため，検眼鏡検査の視神経乳頭所見で緑内障スクリーニングを行うという従来の常識を潔く捨てて，OCTの黄斑マップ・乳頭マップでスクリーニングすることをお勧めする。

ただし，OCTではとらえきれない眼底検査の視神経乳頭所見で，緑内障診断に重要なポイントが2点存在する。1つは乳頭出血であり，新たな乳頭出血は進行の判定にも有用である。もう1つは色調陥凹乖離である。緑内障性視神経萎縮が進行中の場合は，陥凹は拡大するが，色調が蒼白化していない状態が生じる（**図3**）。これは緑内障に特異的な所見である。つまり，診断精度の高いOCTの黄斑マップ・乳頭マップでも見逃される緑内障を，検眼鏡または眼底写真の視神経乳頭所見である乳頭出血と色調陥凹乖離で補って診断精度をさらに上昇させることができるのである。これら2つ

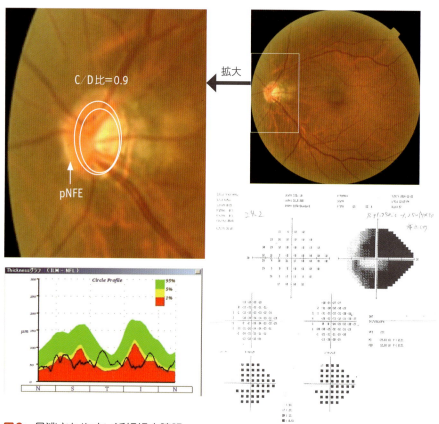

図3　見逃されやすい近視緑内障眼

一見するとC/D比は大きくないように見えるが，視野は末期であり，網膜神経線維層も菲薄化している。拡大して視神経乳頭上の血管の屈曲点を観察すると，大きな白楕円と小さな白楕円の間がリムである。視神経乳頭鼻側のやや白色調の部分はpNFEであり，近視眼ではこの部分を視神経乳頭と考えるとC/D比が過小評価される。小さな楕円内には陥凹しているが色調は比較的良好な部分があるが，これが緑内障に特異的な色調陥凹乖離である。

の所見は近視乳頭でも比較的分かりやすく，OCTを用いたスクリーニングでは，乳頭出血と色調陥凹乖離に注意して眼底を観察することが重要である。

● 文 献 ●

1) Reus NJ, et al：Clinical assessment of stereoscopic optic disc photographs for glaucoma：the European Optic Disc Assessment Trial. Ophthalmology. 2010；117(4)：717-23.
2) Michelessi M, et al：Optic nerve head and fibre layer imaging for diagnosing glaucoma. Cochrane Database Syst Rev. 2015；(11)：CD008803.
3) Chauhan BC, et al：From clinical examination of the optic disc to clinical assessment of the optic nerve head：a paradigm change. Am J Ophthalmol. 2013；156(2)：218-27, e2.
4) Yamashita T, et al：Peripapillary nerve fiber elevation in young healthy eyes. Invest Ophthalmol Vis Sci. 2016；57(10)：4368-72.
5) 山下高明：視神経乳頭の外縁. あたらしい眼科. 2017；34(6)：835-6.
6) Malik R, et al：Diagnostic accuracy of optical coherence tomography and scanning laser tomography for identifying glaucoma in myopic eyes. Ophthalmology. 2016；123(6)：1181-9.
7) Mayama C, et al：Circle- and grid-wise analyses of peripapillary nerve fiber layers by spectral domain optical coherence tomography in early-stage glaucoma. Invest Ophthalmol Vis Sci. 2013；54(7)：4519-26.
8) Kim YK, et al：Automated detection of hemifield difference across horizontal raphe on ganglion cell-inner plexiform layer thickness map. Ophthalmology. 2015；122(11)：2252-60.
9) Sawada A, et al：Tajimi Study Group：Refractive errors in an elderly Japanese population：the Tajimi study. Ophthalmology. 2008；115(2)：363-70.e3.

2 視神経乳頭低形成

大鳥安正

Point

- 網膜主幹血管刺入部の上鼻側偏位，上鼻側の網膜神経線維層欠損が特徴的で，典型例では上乳頭周囲ハロー，上方視神経乳頭の蒼白化を認める。
- Mariotte盲点につながる下方への楔型の視野障害が特徴的で，通常，鼻側階段は生じない。
- 一般的には視野障害の進行はないとされるが，緑内障を併発することがある。

- SSOH（superior segmental optic hypoplasia）は，非進行性で先天的な視神経障害とされ，初期の報告では糖尿病の妊婦から生まれた子どもに多いとされていた[1]。典型例では，①網膜主幹血管刺入部の上鼻側偏位，②上鼻側の網膜神経線維層欠損（nerve fiber layer defect：NFLD），③上方乳頭周囲ハロー（double ring sign），④上方視神経乳頭の蒼白化が特徴とされる[2]が，日本人では③および④は稀である（**図1**，**2**）。多治見スタディの結果では日本人の有病率は0.3％である[3]。

- Mariotte盲点につながる下方への楔型の視野障害が特徴的であり，緑内障に特徴的な鼻側階段は生じない。光干渉断層法（optical coherence tomography：OCT）では視神経乳頭周囲網膜神経線維層（circumpapillary retinal nerve fiber layer：cpRNFL）厚は上鼻側で菲薄化しており，正常眼でみられる二峰性のパターンが一峰性となる（**図4**）[4]。黄斑部内層厚解析では上方の網膜内層厚が菲薄化していることが多いとされる。

- SSOHはもともと神経線維層厚が菲薄化しており，小乳頭であることも多く，眼圧上昇，近視，加齢，薄い角膜厚，緑内障家族歴などの緑内障発症の危険因子がある場合には緑内障を併発する可能性がある。SSOHに緑内障を併発し，視野障害が進行した症例の報告もある[5]。SSOHでは上鼻側の神経線維層厚の菲薄化に一致したMariotte盲点に下鼻側への楔形の視野障害が特徴的であるが（**図5**，**6**），緑内障併発例ではアーケード血管の内側に神経線維層欠損が生じ，黄斑部内層厚も菲薄化してくる（**図2**，**3**）。

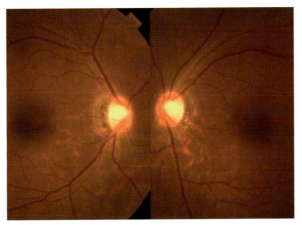

図1 眼底写真（53歳女性）

人間ドックで乳頭陥凹拡大を指摘。視力：右0.2（1.5×S−2.25D
＝C−0.50D A×90），左0.2（1.5×S−3.00D＝C−0.50D A×90），
眼圧：右16mmHg，左16mmHg，中心角膜厚：右494μm，左
486μm。

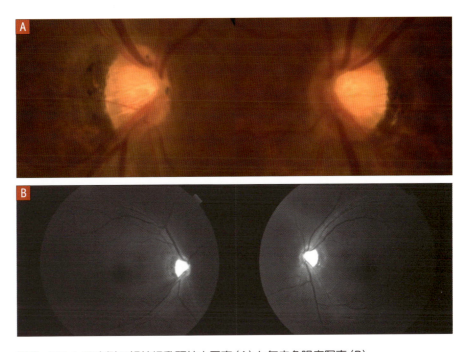

図2 図1と同症例の視神経乳頭拡大写真（A）と無赤色眼底写真（B）

網膜中心動脈は上方から刺入しており（A，左），無赤色眼底写真では，右眼上鼻側の神経線維層欠
損がある。本症例では右眼下耳側にも神経線維層欠損がある。

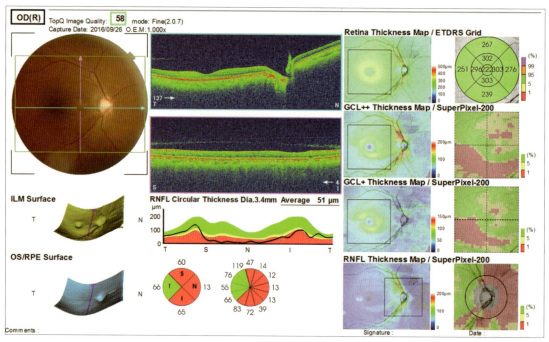

図3 図1と同症例の右眼OCT所見 (DRI OCT Triton，3D Wide，12.0×9.0mm)

RNFL Thickness Map（右下）では視神経乳頭の上鼻側から鼻側にかけて菲薄化があり，血管アーケード内の下耳側の神経線維層厚も菲薄化している。黄斑部内層厚（GCL＋＋thicknessマップ：RNFL＋GCL＋IPL，GCL＋thicknessマップ：GCL＋IPL）は耳側Raphe線維が菲薄化しており，緑内障の合併と考えてよい。RNFL：retinal nerve fiber layer，GCL：ganglion cell layer，IPL：inner plexiform layer

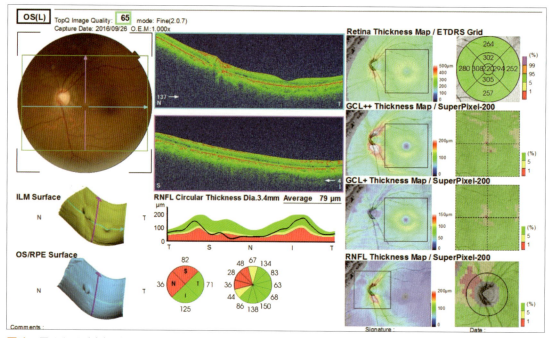

図4 図1と同症例の左眼OCT所見 (DRI OCT Triton，3D Wide，12.0×9.0mm)

RNFL thicknessマップ（右下）では視神経乳頭の上鼻側に菲薄化がある。黄斑部内層厚（GCL＋＋thicknessマップ：RNFL＋GCL＋IPL，GCL＋thicknessマップ：GCL＋IPL）には異常はない。

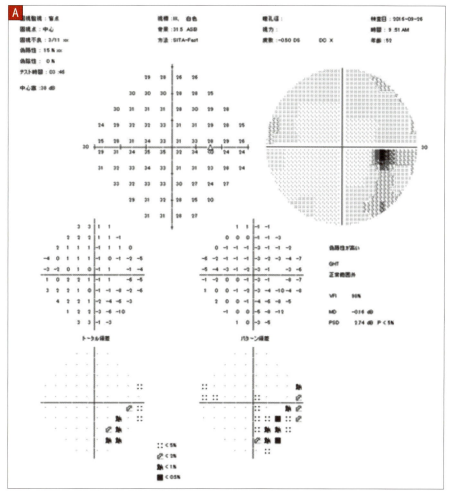

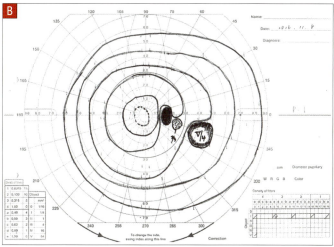

図5 図1と同症例の右眼静的視野検査（中心30-2）および動的視野検査結果

静的視野検査結果（A）は信頼性が低い結果ではあるが，Mariotte盲点に連なる感度低下がある。現状では，下耳側の神経線維層欠損に一致した上鼻側の感度低下は検出できていない。動的視野検査（B）でもMariotte盲点に連なるような視野障害がある。

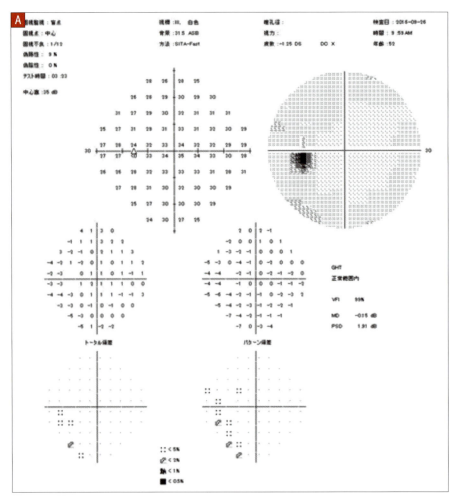

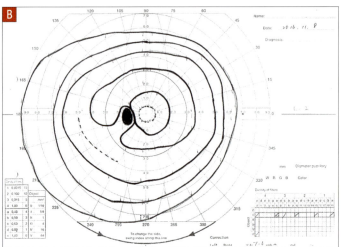

図6 図1と同症例の左眼静的視野検査（中心30-2）および動的視野検査結果

静的視野検査結果（A）では，Mariotte盲点に連なる感度低下があり，動的視野検査（B）でも
Mariotte盲点に連なるような視野障害がある。

一般的には視野障害進行がないとされるSSOHでも緑内障を併発すると視野障害が進行しうることを考慮し，経過観察すべきである。

文 献

1) Petersen RA, et al：Optic nerve hypoplasia with good visual acuity and visual field defects：a study of children of diabetic mothers. Arch Ophthalmol. 1977；95(2)：254-8.
2) Kim RY, et al：Superior segmental optic hypoplasia. A sign of maternal diabetes. Arch Ophthalmol. 1989；107(9)：1312-5.
3) Yamamoto T, et al：Superior segmental optic hypoplasia found in Tajimi Eye Health Care Project participants. Jpn J Ophthalmol. 2004；48(6)：578-83.
4) Unoki K, et al：Optical coherence tomography of superior segmental optic hypoplasia. Br J Ophthalmol. 2002；86(8)：910-4.
5) Yamazaki Y, et al：Superior segmental optic nerve hypoplasia accompanied by progressive normal-tension glaucoma. Clin Ophthalmol. 2012；6：1713-6.

3 前部視路〜視交叉，視索病変

藤本尚也，横山暁子

Point ◉前部視路疾患において，視野，眼底所見，光干渉断層法（optical coherence tomography：OCT）により緑内障と他疾患を鑑別する。

1 網膜内層の障害

前部視路疾患の中で網膜神経節細胞に障害をきたす代表的疾患は緑内障であるが，そのほかにも，網膜動脈閉塞症，網膜静脈閉塞症などが挙げられる。

1. 緑内障との鑑別

網膜動脈閉塞症（）は急性発症し，視力障害，視野障害が急激に起きることで緑内障と鑑別できる。網膜動脈分枝閉塞症では，急性期から緑内障様の視野異常を呈する（図1）。網膜静脈閉塞症は黄斑部に障害が及べば視力低下をきたし，鑑別可能であるが，中心視力が保たれ，出血が自然吸収されると緑内障との鑑別が難しくなる。網膜静脈の白鞘化がみられれば，網膜静脈閉塞症を疑う。

2. OCT所見

網膜動脈閉塞症では，急性期は網膜浮腫，慢性期は網膜神経節細胞だけでなく，網膜内層も菲薄化するので鑑別できる（図1）。

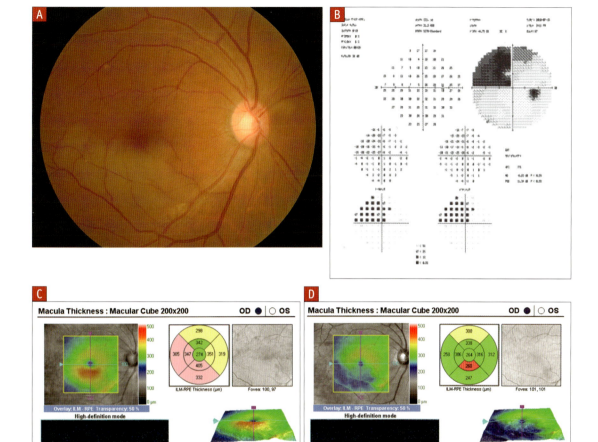

図1　右網膜動脈分枝閉塞症（下耳側）（67歳男性）

急性期，眼底では黄斑下方に浮腫を認め（A），OCTでは網膜内層に浮腫をきたし（C），視野では上半盲（B）をきたした。慢性期，網膜内層は菲薄化した（D）。

2 視神経病変

● 前部虚血性視神経症（**図2**）[1]，視神経炎，中毒性視神経症，栄養障害性視神経症，遺伝性視神経症，外傷性視神経症などがある。

1. 緑内障との鑑別

● 前部虚血性視神経症，視神経炎，外傷性視神経症は急性発症し，視力障害，視野障害が急激に起きることで鑑別できる。前部虚血性視神経症は視力の回復が不良である。慢性期は視神経萎縮をきたし，緑内障と鑑別しにくいが，陥凹の拡大の有無で鑑別する。

2. OCT所見

● 前部虚血性視神経症は，急性期には小さな陥凹で，慢性期に陥凹拡大をきたす[1][2]。慢性期に，外傷性視神経症は片眼に[3]，中毒性視神経症，栄養障害性視神経症，遺伝性視神経症は両眼に，網膜神経節細胞消失，網膜神経線維層の菲薄化をきたす。多発性硬化症（multiple sclerosis：MS）では視神経炎の既往の有無にかかわらず，OCT（Cirrus™ OCT4000）による網膜神経線維層，網膜神経節細胞の検査で慢性障害が進行していた[4]。また，抗アクアポリン4（aquaporin 4：AQP4）抗体陽性の視神経脊髄炎（neuromyelitis optica：NMO）では，OCT（3D OCT-1000）による乳頭周囲網膜神経線維層（circumpapillary retinal nerve fiber layer：cpRNFL），網膜

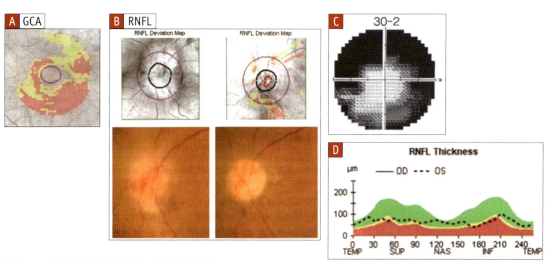

図2 左前部虚血性視神経症（75歳男性）

左前部虚血性視神経症で急性期乳頭蒼白浮腫をきたし（B左下），慢性期視神経萎縮（B右下），視野では上方視野異常を呈した（C）。

（文献1より引用）

神経節細胞の検査所見がMSと比べ悪かった[5]。視神経炎において，Stratus OCTで cpRNFL厚75μm以上では，Humphrey視野計MD（mean deviation）が回復していた[6]。

3 視神経から視交叉病変

視神経から視交叉にかけて障害をきたすのが，いわゆる接合部暗点をきたす前交通動脈瘤であり（図3〜6），片眼の中心暗点と他眼の耳側視野障害をきたし（図4），中心暗点側に相対的求心性瞳孔障害（relative afferent pupillary defect：RAPD）をきたす。

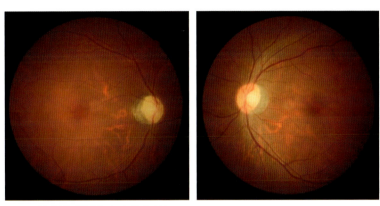

図3 前交通動脈瘤（48歳女性）
3カ月ぐらい前から，右眼がかすむという主訴で来院。初診時，右矯正視力手動弁，左 0.9でRAPD右陽性であった。右眼底視神経萎縮，左耳側蒼白を呈した。

（幕張おおで眼科，大出尚郎先生からのご提供による）

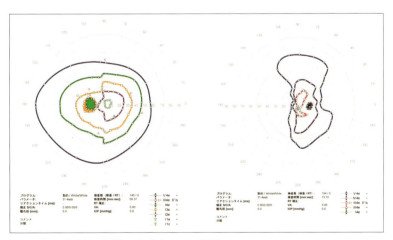

図4 図3と同一症例のGoldmann視野
右耳鼻側の狭窄，左耳側半盲を呈した。

（幕張おおで眼科，大出尚郎先生からのご提供による）

1. 緑内障との鑑別

🫛 眼底は陥凹拡大ではなく，視神経萎縮をきたす（**図4**）。

2. OCT所見

🫛 網膜神経節細胞複合体（ganglion cell complex：GCC）において，片眼中心障害，他眼に鼻側障害が認められる。

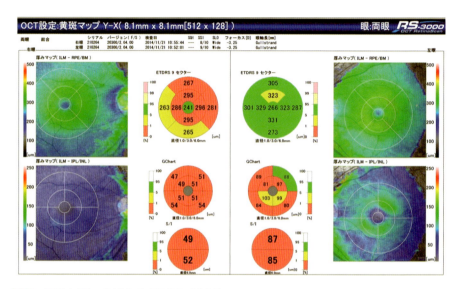

図5 図3と同一症例のOCT（RS-3000）
黄斑部GChartで右全体，および左鼻側に菲薄を呈した。

（幕張おおで眼科，大出尚郎先生からのご提供による）

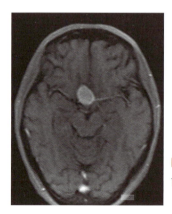

図6 図3と同一症例のMRI（造影）
前交通動脈瘤であった。

（幕張おおで眼科，大出尚郎先生からのご提供による）

4 視交叉病変

視交叉病変では下垂体を中心に腫瘍，出血，外傷により，両耳側半盲をきたす（**図7A**）。

1. 緑内障との鑑別

視交叉病変で眼底は慢性期に視神経乳頭耳鼻側の水平方向に萎縮（band atrophy）をきたす[7]。一方，緑内障は視神経乳頭上下側の垂直方向に萎縮をきたす。視野は視交叉病変では基本的に耳側障害で，正中線を越えて鼻側には及ばないが，nasal cyclingで辺縁部に鼻側障害をきたすこともある（**図7A左**）。

2. OCT所見

cpRNFL厚，GCCともに鼻側が中心に障害され（**図7**），耳側に障害が及ぶband atrophyをきたす[7]。発見時のOCT所見で，予後を予測できる可能性があり，OCTで正常cpRNFL厚の場合は，視力，視野の改善がみられ[8]，術前RTVue GCCのFLV（focal loos volume，%）は手術後の予後予測に役立つ[9]。

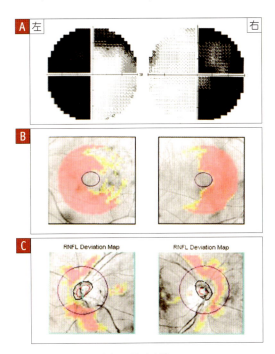

図7 頭蓋咽頭腫（41歳女性）

Humphrey視野30-2（A）で両耳側半盲, nasal cycling
をきたし, OCT（Cirrus™ OCT）GCA（B）では, 同左名性に
黄斑を通り分割される菲薄を呈し, OCT RNFL（C）では両
鼻側および乳頭黄斑線維障害の菲薄を呈した。

（文献1より引用）

外傷，内頸動脈瘤などで障害され，同名半盲（**図8**）をきたす。片眼の交叉線維，非交叉線維が障害され，交叉線維の割合が多いため，耳側半盲側にRAPD陽性をきたし，視野は左右の形の異なる不調和性同名半盲をきたす。

1. 緑内障との鑑別

鼻側視野欠損側は視神経乳頭上下に萎縮をきたし，緑内障と同様であるが，半盲性視野で鑑別できる（**図8A**）。

2. OCT所見

cpRNFL厚では片眼に耳側の上下菲薄化，他眼に乳頭黄斑線維障害，鼻側菲薄化を認める。GCCでは同名性に菲薄化をきたす（**図8B**，homonymous hemianopic atrophy）[10]。

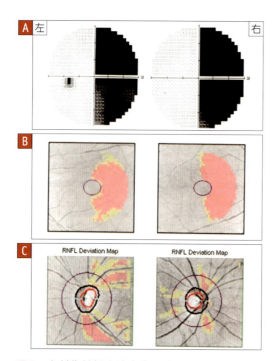

図8 左外傷性視索障害（44歳女性）

Humphrey視野30-2（A）で右同名半盲，OCT（Cirrus™ OCT）GCA（B）では黄斑で分割される同名性に障害をきたし，OCT RNFL（C）では右乳頭黄斑線維と鼻側，左耳側上下の網膜神経線維層の菲薄を呈した。

（文献1より引用）

● **文 献** ●

1) 藤本尚也, 他：視神経疾患のOCTとHumphrey静的視野検査. あたらしい眼科. 2012；29(6)：743-9.

2) Contreras I, et al：Optic disc evaluation by optical coherence tomography in nonarteritic anterior ischemic optic neuropathy. Invest Ophthalmol Vis Sci. 2007；48(9)：4087-92.

3) Kanamori A, et al：Longitudinal study of retinal nerve fiber layer thickness and ganglion cell complex in traumatic optic neuropathy. Arch Ophthalmol. 2012；130(8)：1067-9.

4) Narayanan D, et al：Tracking changes over time in retinal nerve fiber layer and ganglion cell-inner plexiform layer thickness in multiple sclerosis. Mult Scler. 2014；20(10)：1331-41.

5) Monteiro ML, et al：Quantification of retinal neural loss in patients with neuromyelitis optica and multiple sclerosis with or without optic neuritis using Fourier-domain optical coherence tomography. Invest Ophthalmol Vis Sci. 2012；53(7)：3959-66.

6) Costello F, et al：Tracking retinal nerve fiber layer loss after optic neuritis：a prospective study using optical coherence tomography. Mult Scler. 2008；14(7)：893-905.

7) Kanamori A, et al：Optical coherence tomography detects characteristic retinal nerve fiber layer thickness corresponding to band atrophy of the optic discs. Ophthalmology. 2004；111(12)：2278-83.

8) Danesh-Meyer HV, et al：*In vivo* retinal nerve fiber layer thickness measured by optical coherence tomography predicts visual recovery after surgery for parachiasmal tumors. Invest Ophthalmol Vis Sci. 2008；49(5)：1879-85.

9) Ohkubo S, et al：Relationship between macular ganglion cell complex parameters and visual field parameters after tumor resection in chiasmal compression. Jpn J Ophthalmol. 2012；56(1)：68-75.

10) Kanamori A, et al：Spectral-domain optical coherence tomography detects optic atrophy due to optic tract syndrome. Graefes Arch Clin Exp Ophthalmol. 2013；251(2)：591-5.

4 外側膝状体以降の病変

山下　力

Point

- 外側膝状体以降視路病変による同名半盲患者においては，検眼鏡的に異常が検出されないにもかかわらず，黄斑部網膜内層厚は中心窩垂直径線を境に半盲側に菲薄化がみられる。
- 大脳皮質障害発症後の2年程度で，視野欠損に一致した黄斑部網膜内層厚に菲薄化がみられる。
- 同名半盲患者の黄斑部網膜内層厚の菲薄化は，緩徐進行性であり網膜周辺より中心網膜で顕著である。
- 外側膝状体以降視路病変患者における半盲性視神経萎縮の検出は，視神経乳頭周囲の網膜神経線維層厚の測定よりも黄斑部網膜内層厚の測定のほうが鋭敏である。
- 治療可能な緑内障が，脳卒中後遺症として見逃されることがないように注意する。

1 網膜神経節細胞の経シナプス変性

これまで，外側膝状体よりも後方の視路障害によって生じる同名半盲患者では，シナプスを越えて網膜神経節細胞（retinal ganglion cell：RGC）まで障害が及ぶことはなく，眼底に異常はきたさないとされていた。しかしながら，稀ではあるが，先天性後頭葉疾患ではシナプスを越えた経シナプス逆行性変性がRGCに生じ，視索病変と同様な半盲性視神経萎縮がみられるとされている[1]。また，長期間経過した後頭葉梗塞においても半盲性視神経萎縮が観察されたという報告がある[2]。

後天性では第一次視覚野を含む後頭葉病変期間が極度に長くない限り，RGCの経シナプス逆行性変性はヒトには起こらないとされていた。しかし，RGCの組織学的研究では，片側の第一次視覚野を40年前に切除した患者の経シナプス逆行性変性が示

された[3]。一方で，発症後57年経過した同名半盲患者の視神経乳頭および網膜神経線維層に異常がなかったという報告もある[4]。

2 光干渉断層法 (optical coherence tomography：OCT) 所見

1. 黄斑部網膜内層〔網膜神経節細胞複合体 (ganglion cell complex：GCC)，神経節細胞層 (ganglion cell layer：GCL) ＋内網状層 (inner plexiform layer：IPL)〕

同名半盲を伴う後大脳動脈梗塞患者において，GCC厚の菲薄化が半盲側に一致してみられることは稀ではない。また，これらの菲薄化は部分的であり，眼底検査では検眼鏡的に明らかな視神経萎縮や網膜神経線維欠損はみられない (図1)。網膜全層および外層厚の有意な減少はなく，RGCと関係しているGCC厚では明らかに限局的な菲薄化が検出される[5]。また，GCL＋IPL厚においても同様で，病変と同側眼の耳側および対側眼の鼻側の菲薄化がみられ，左右眼とも半盲部位に一致し中心窩垂直経線に沿った菲薄化である半盲パターンがみられる[6]。視野障害との関係においては，GCC厚から網膜神経線維層厚を取り除いたGCL＋IPL厚の偏差マップのほうが評価しやすいと思われる (図2)。

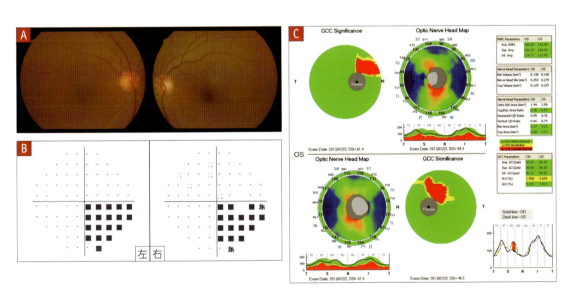

図1 右下1/4同名半盲を伴う左後頭葉出血患者 (発症後8年目，76歳男性)

A：眼底写真 (左：右眼，右：左眼)。視神経萎縮および網膜神経線維層欠損は検眼鏡的には検出されなかった。
B：Humphrey自動視野計 (中心30-2，Fastpac) の測定結果 (パターン偏差確率プロット)。パターン偏差確率プロットの判定では右下1/4同名半盲を示した。
C：RTVue-100のGCCおよびOptic Nerve Head Map解析の結果。RTVue-100 version 4.0スキャンプログラムの黄斑部解析GCCと視神経乳頭解析ONH，三次元視神経乳頭解析3D Discを用い測定した結果，下1/4同名半盲に一致した右眼 (上段) の上鼻側および左眼 (下段) の上耳側GCC厚に菲薄化がみられる。視神経乳頭形状およびcpRNFL厚に異常所見はみられない。

これらの所見は，検出困難な程度の軽度な障害であり，長年にわたり眼科の臨床的な眼底検査では見落とされてきたと言える。しかし，網膜を層別解析できる空間分解能の良いOCTでは，RGCの部分的萎縮および半盲性視神経萎縮を鋭敏に検出可能である。

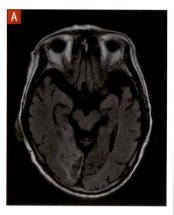

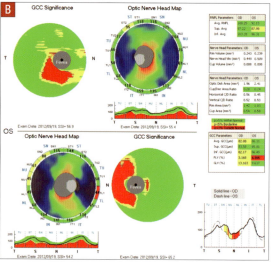

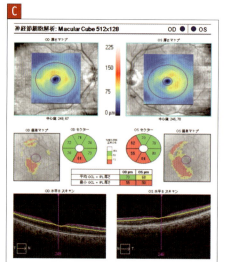

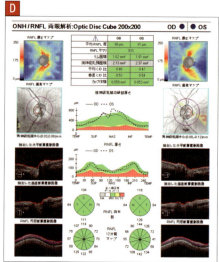

図2 右後大脳動脈領域梗塞による左同名半盲患者（発症後4年目，73歳男性）

A：FLAIR MRI画像では右後頭葉では高信号～混合信号を示していた（発症後1.5カ月）。

B：RTVue-100のGCCおよびOptic Nerve Head Map解析の結果。右眼耳側と左眼鼻側のGCC厚の菲薄化，対側眼である左眼のcpRNFL厚の耳側および鼻側領域で菲薄化がみられた（band atrophy）。

C：Cirrus™ HD-OCTのMacular Cube 512×128スキャンによるGCL+IPL厚の結果。GCL+IPL厚の厚さマップでは，同名半盲に一致した両眼のGCL+IPL厚の菲薄化を示した。セクター別の数値による異常判定よりもGCL+IPL厚の偏差マップのほうが菲薄化をとらえている。

D：Cirrus™ HD-OCTのOptic Disc Cube 200×200スキャンによる視神経乳頭解析の結果。視神経乳頭形状およびcpRNFL厚に異常所見はみられない。

2. 乳頭周囲網膜神経線維層厚

- 先天性および後天性同名半盲患者の乳頭周囲網膜神経線維層（circumpapillary retinal nerve fiber layer：cpRNFL）厚は，健常対照者より有意に薄く，交叉線維障害（病変と対側）眼のcpRNFL厚では鼻側領域，非交叉線維障害（病変と同側）眼では上耳側および下耳側の菲薄化が顕著であると報告されている[7]。大脳皮質障害と同側眼では耳側非交叉線維が障害されるため，視神経乳頭の上下象限に限局したcpRNFL厚の菲薄化となる。障害側の対側では鼻側交叉線維が障害されるため，乳頭黄斑線維束と乳頭鼻側象限に入る神経線維が障害され，視神経乳頭の鼻側と耳側象限に限局したcpRNFLの菲薄化となる（**図3**）。大脳皮質障害発症後の早期においては，黄斑部網膜内層厚にのみ菲薄化がみられる症例が多く，長期経過した症例ではcpRNFL厚および黄斑部網膜内層厚の両方に菲薄化がみられる。

- すなわち，同名半盲患者のRGC障害においては，視神経乳頭解析よりも黄斑部網膜内層解析のほうが半盲性のRGC萎縮を早期に検出できると考えられる。

3. OCTの機種による違い

- 左同名半盲を示す右後頭葉梗塞発症後4年のRTVue-100とCirrus™ HD-OCTの測定結果では，半盲側と一致したGCC厚とGCL＋IPL厚の菲薄化がみられた（**図2B，C**）。視神経乳頭解析においては，RTVue-100では対側眼のcpRNFL厚の耳側と鼻

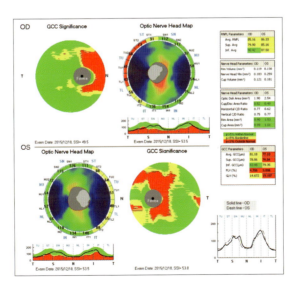

図3 右同名半盲を伴う陳旧性脳梗塞の患者（発症後24年目，78歳男性）

半盲側と一致した右眼鼻側と左眼耳側のGCC厚の菲薄化，両眼の耳側cpRNFL厚の菲薄化がみられる。

側領域で菲薄化がみられた（**図2B**）。一方，Cirrus™ HD-OCTではcpRNFL厚は正常所見を示していた（**図2D**）。この症例では，Cirrus™ HD-OCTよりRTVue-100のほうが，耳鼻象限のcpRNFL厚の菲薄化の検出力が高いと言える。この2機種ではcpRNFL厚の象限によって計測値が異なり，鼻側象限では比例誤差が生じることが報告されている[8]。OCTの機種によって特性があることを把握した上で，結果を評価しないといけない。

4. 外側膝状体後方視路障害における網膜神経節細胞選択的萎縮

🔹 筆者らはswept-source OCTであるDRI OCT-1を用い，同名半盲患者の黄斑部から視神経乳頭を含む広範囲領域（12×9mm）を3Dスキャンし，黄斑部の網膜神経線維層（mRNFL），GCL＋IPL，mRNFL＋GCL＋IPL，全層の各厚の平均値を耳側と鼻側に分け算出し，広範囲領域と中心領域（4×3mm）の違いについて検討した。中心領域の半盲側GCL＋IPLおよびmRNFL＋GCL＋IPL厚において，半盲性RGC萎縮の検出力が最も高かった（0.981，0.982）[9]。サルの後頭葉損傷実験で外側膝状体の小細胞層に投射し，網膜中心部に多いRGCの変性が強かったと報告されており，筆者らの結果と一致している[10][11]。

5. 経時的変化

🔹 筆者らの経験した後天性後頭葉障害による同名半盲症例では，GCC厚の半盲側に対応した局所的菲薄化が2～3年以内に生じている[6]。これは，視索変性が第一次視覚野病変後18カ月の時点で既に始まっているという報告とほぼ一致している[12]。一方，外側膝状体後方視路病変の発症初期から半盲側のRGCに著明な障害を示す患者においては，外側膝状体近傍に病変が及んでいることもある。OCT所見を検討する際には，軸索の直接障害による結果である可能性も考慮しなければならない。筆者らは，後頭葉後極に限局した病変の半盲患者の網膜厚を長期経過観察した結果，半盲側の網膜内層厚の菲薄化が脳病変発症直後に観察されなかったにもかかわらず，数年後に明らかに出現することを経験している（**図4**）。これらの結果から，経シナプス変性とRGC軸索の直接障害が混在している可能性も考えられる。

🔹 Jindahra[13]らの報告では，7例の同名半盲患者の経時的変化において発症後1～2年でcpRNFL厚は直線的に減少するとしている。後頭葉梗塞後の黄斑部網膜内層厚の変化については，長期経過観察による分析は行われていないため，プラトーに達する時期などは明らかではない。今後，詳細に検討する余地が残されている。

🔹 大脳皮質障害後に生じたRGCの経シナプス逆行性変性に起因しているのか，後大脳動脈の分枝閉塞による視索や外側膝状体の障害の影響によるのかは，明確ではない。脳梗塞発症からの経過期間と梗塞領域において詳細な検討が必要である。

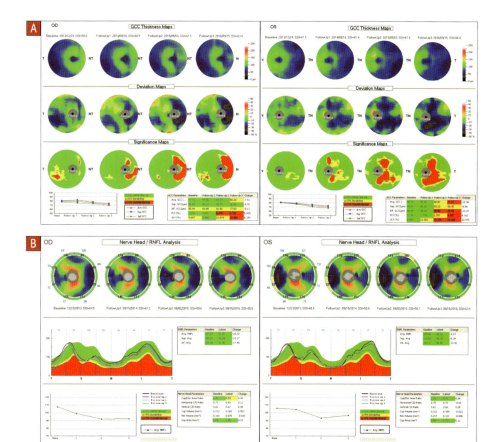

図4　左後大脳動脈領域梗塞による右同名半盲患者（60歳男性）

A：RTVue–100のGCCマップ変化解析の結果（左：右眼，右：左眼）．上段はGCC厚マップ，中段は
GCC厚deviationマップ，下段はGCC厚significanceマップを示す．ベースラインは発症後1カ月で
あり，10カ月，1年10カ月，2年10カ月の経時的変化である．GCC厚significanceマップは正常眼
データベースに基づき，計測値を正常眼データベースにおける信頼区間の1パーセンタイル値未満を
異常（赤色で表示），5パーセンタイル値未満を境界域またはボーダーライン（黄色で表示）として定義
され，正常範囲内は緑色で表示される．半盲側に対応した右眼の鼻側領域と左眼の耳側領域のGCC
において，中心窩近傍から菲薄化が始まり経過とともに周辺に菲薄化領域が拡大している．

B：RTVue–100のOptic Nerve Head Map変化解析の結果．両眼とも各象限のcpRNFL厚は，異常
とは判定されていない．TSNITグラフのベースラインからの変化を見てみると，右眼ではTUおよびTL
の象限の菲薄化，左眼ではSTおよびITの象限の菲薄化が大きい．

6. 陳旧性脳梗塞と緑内障の合併（図5）

外側膝状体よりも後方の視路疾患では，中心窩垂直経線に沿って左右非対称性に障害
される半盲パターンが黄斑部網膜内層厚などで検出されているのか，障害部位に対応
した特徴的なcpRNFL厚の菲薄化がみられるのか，OCT所見の確認をする．しか
し，脳梗塞と緑内障を合併した症例では，視野および網膜神経節細胞萎縮の評価は難
しい．経過観察においても緑内障性のRGC萎縮の進行による変化なのか，外側膝状

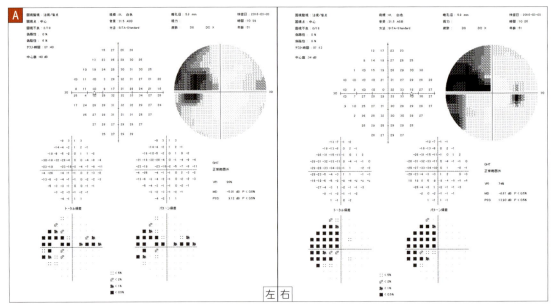

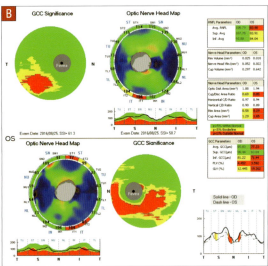

図5 陳旧性脳梗塞と緑内障を合併した症例（52歳男性）

A：Humphrey自動視野計（中心30-2，SITA standard）の測定結果。垂直経線を挟んで閾値差がみられ，左同名半盲を示している。左眼のトータルおよびパターン偏差確率プロットの判定では，水平経線を境に鼻側の上方に異常がみられる。

B：RTVue-100のGCCおよびOptic Nerve Head Map解析の結果。GCCマップでは右眼の中心窩下耳側，左眼は広範囲領域の菲薄化を示した。右眼の下耳側のcpRNFL厚，左眼では上耳側および下耳側のcpRNFL厚において菲薄化を示した。

体よりも後方視路病変の逆行性変性によるRGC萎縮の進行であるのかについては，慎重に判定する必要がある。

● 大脳皮質障害による同名半盲患者においては，半盲側に対応した網膜側に網膜神経節細胞萎縮が及んでいる症例が存在する。

7. まとめ

● 視路病変において，OCT所見は様々な神経眼科的疾患を推測でき非常に有用である。ただし，OCTは網膜厚を測定しており，この計測値は視機能を直接に反映しているわけではない。また，著明な視野障害にもかかわらず，OCT所見は正常に近い場合

もあり，OCTに異常がないからといって，すべての視路疾患を否定できるわけでなく，注意を要する。

● 文 献 ●

1) Bajandas FJ, et al：Congenital homonymous hemianopia. Am J Ophthalmol. 1976；82(3)：498-500.

2) Hoyt WF, et al：Homonymous hemioptic hypoplasia. Fundoscopic features in standard and red-free illumination in three patients with congenital hemiplegia. Br J Ophthalmol. 1972；56(7)：537-45.

3) Beatty RM, et al：Direct demonstration of transsynaptic degeneration in the human visual system：a comparison of retrograde and anterograde changes. J Neurol Neurosurg Psychiatry. 1982；45(2)：143-6.

4) Miller NR, et al：Transsynaptic degeneration. Arch Ophthalmol. 1981；99(9)：1654.

5) Yamashita T, et al：Reduced retinal ganglion cell complex thickness in patients with posterior cerebral artery infarction detected using spectral-domain optical coherence tomography. Jpn J Ophthalmol. 2012；56(5)：502-10.

6) Yamashita T, et al：Retinal Ganglion Cell Atrophy in Homonymous Hemianopia due to Acquired Occipital Lesions Observed Using Cirrus High-Definition-OCT. J Ophthalmol. 2016；2016：2394957.

7) Jindahra P, et al：Retrograde trans-synaptic retinal ganglion cell loss identified by optical coherence tomography. Brain. 2009；132(Pt 3)：628-34.

8) Nakamura M, et al：Better performance of RTVue than Cirrus spectral-domain optical coherence tomography in detecting band atrophy of the optic nerve. Graefes Arch Clin Exp Ophthalmol. 2012；250(10)：1499-507.

9) Yamashita T, et al：Preferential atrophy of the central retinal ganglion cells in homonymous hemianopia due to acquired retrogeniculate lesions demonstrated using swept-source optical coherence tomography. Acta Ophthalmol. 2017；Early View, November 30, 2017.

10) Weller RE, et al：Parameters affecting the loss of ganglion cells of the retina following ablations of striate cortex in primates. Vis Neurosci. 1989；3(4)：327-49.

11) Cowey A, et al：Transneuronal retrograde degeneration of retinal ganglion cells after damage to striate cortex in macaque monkeys：selective loss of P beta cells. Neuroscience. 1989；29(1)：65-80.

12) Bridge H, et al：Imaging reveals optic tract degeneration in hemianopia. Invest Ophthalmol Vis Sci. 2011；52(1)：382-8.

13) Jindahra P, et al：The time course of retrograde trans-synaptic degeneration following occipital lobe damage in humans. Brain. 2012；135(Pt 2)：534-41.

第5章

OCTアンギオグラフィーと緑内障診断

赤木忠道

Point

- 光干渉断層法（optical coherence tomography：OCT）アンギオグラフィーで非侵襲的に任意の深さの血流情報が得られる。
- 視神経乳頭周囲の網膜表層血管密度には緑内障診断力があるが，OCTの厚み情報に診断力でまさるわけではない。
- 緑内障における視神経乳頭の周囲や内部の深部血流の低下も観察できる。

1 OCTアンギオグラフィーとは

OCTアンギオグラフィーはOCT信号の時間による位相変化や強度変化を検出する新しい技術であり，三次元的に血流分布を描出することが可能である。従来のフルオレセイン蛍光造影法（fluorescein angiography：FA）と比較して，造影剤の使用が不要な低侵襲性と三次元情報から任意の深さの情報を抽出できることが大きな利点である。

2 視神経乳頭周囲の表層網膜血管

視神経乳頭周囲の網膜最表層には放射状乳頭周囲毛細血管（radial peripapillary capillaries：RPCs）と呼ばれる毛細血管層が存在している。RPCsは健常眼では視神経乳頭周囲に全周性に密に分布しているが（**図1**），緑内障が進行するにつれて疎になる。RPCsを描出することは従来のFAでは困難であったが，網膜表層のOCTアンギオグラフィーen face画像（前方からの視点で表示した画像）では簡単に確認できる（**図2**）[1]~[4]。このen face画像の定性的評価は緑内障のスクリーニングが可能なレベルであり，RPCsの脱落部位から視神経障害部位を高い精度で推定できる。

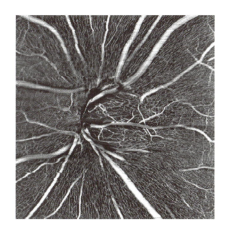

図1 健常眼の網膜表層のOCTアンギオグラフィー en face画像

視神経乳頭から周辺に向かって全周性に密な毛細血管が広がっているのがわかる。

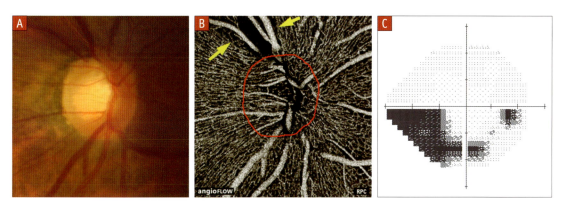

図2 乳頭周囲表層網膜血管の脱落を認める症例

上耳側に乳頭周囲網膜表層血管の脱落を認める（B：黄矢印）。血管脱落部位は網膜神経線維層菲薄化と視野障害部位に一致する。Humphrey静的視野検査24-2グレースケールにて下半視野障害を認める（C）。

OCTアンギオグラフィーではFAとは違って血管密度を定量的に測定することも可能である。視神経乳頭周囲網膜の血管密度は健常眼＞前視野緑内障眼＞初期緑内障眼＞中期～末期緑内障の順に減少しており，血管密度と視野検査MD（mean deviation）値には高い相関があるが[4]，その緑内障診断力に関しては，網膜神経線維層（retinal nerve fiber layer：RNFL）厚と同等との報告（**図3A**）[4] と有意に劣るとの報告（**図3B**）[5] があり，緑内障診断にどの程度有用であるかははっきりしない。少なくとも現時点の一般的なOCTアンギオグラフィーはOCTの厚みによる緑内障診断にとって代わる存在ではないようである。

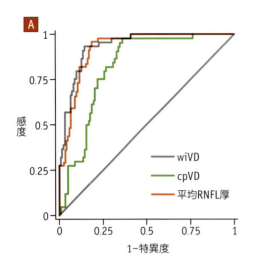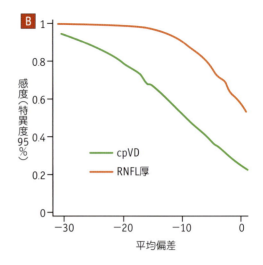

図3 乳頭周囲網膜表層の血管密度と網膜神経線維層厚による緑内障診断力の比較

ROC（receiver operating characteristic）曲線を用いて，Aでは網膜表層血管密度と網膜神経線維層厚の緑内障診断力は同等だが，Bでは網膜神経線維層厚のほうが網膜表層血管密度よりも有意に高い結果が示されている。
wiVD：総血管密度
cpVD：乳頭周囲血管密度
RNFL：網膜神経線維層

（A：文献4をもとに作成，B：文献5をもとに作成）

3 乳頭周囲脈絡網膜萎縮の深部血管

乳頭周囲脈絡網膜萎縮（parapapillary chorioretinal atrophy：PPA）は緑内障に特異的な所見ではないが，緑内障やその進行と強い関連があるため重要な所見である[6]。OCTアンギオグラフィーでPPAを観察するとPPA内部に網膜のみならず脈絡膜を含めた深部の血流が完全に脱落する所見がみられ，網膜神経線維の脱落部位と高い相関がある（**図4**）[2][7]。また，この所見は篩状板の部分欠損とも関係が深いことがわかっている[8]。ただし注意すべき点として，OCTアンギオグラフィーで深部の血流を評価する際には，浅層の血流信号が深層に投影されるprojection artifact，大血管や厚いリムによる陰影（shadowing）など，描出上いくつかの問題があるため，きちんと深部血流が描出できているのかどうかを確認する必要がある。

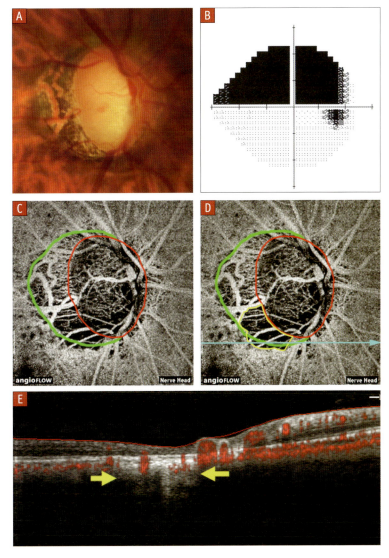

図4　PPAの深部血管脱落所見のある症例

Humphrey静的視野検査24-2グレースケールにて上半視野障害を認める（B）。全血流信号のOCTアンギオグラフィーen face画像（C, D）と水色矢印部（D）の血流信号decorrelation画像（E）。赤枠は視神経乳頭縁，緑線はPPAβの遠位端を示しており，黄枠部の血流信号は深部まで脱落しているのがわかる（E, 黄矢印）。PPAの血管脱落の象限と視野障害象限は一致している。

4　黄斑部の網膜表層血管

🐛 projection artifactの影響を除去するソフトウェアが開発されており，これを用いると黄斑部網膜の血管は4層に分離して描出される（**図5A**）[9]。緑内障眼の黄斑部では

網膜表層〔SVC（superficial vascular complex）＝RPCP（RPC plexus）＋SVP（superficial vascular plexus）〕の血管密度が減少するが，深部中間毛細血管（intermediate capillary plexus：ICP），深部毛細血管（deep capillary plexus：DCP）の血管密度は減少しないとされる（**図5B，C**）。緑内障の進行につれて網膜表層の血管密度は減少し，その減少は対応する視野障害と高い相関を示すが，その緑内障診断力は黄斑網膜神経節細胞複合体（ganglion cell complex：GCC）厚には及ばない[5]。

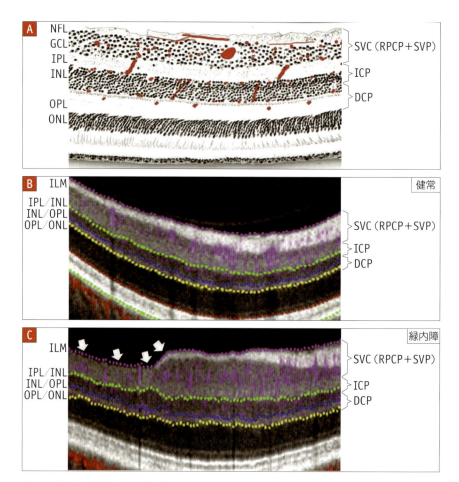

図5　黄斑部網膜内の血管分布

網膜内の血管はprojection artifactの影響を除去したOCTアンギオグラフィー画像ではRPCP，SVP，ICP，DCPの4層に分離できる（A）。緑内障眼ではRPCPとSVPを合わせたSVCの血管が減少しているのがわかる（B，C）。
NFL：nerve fiber layer（神経線維層），GCL：ganglion cell layer（神経節細胞層），IPL：inner plexiform layer（内網状層），INL：inner nuclear layer（内顆粒層），OPL：outer plexiform layer（外網状層），ONL：outer nuclear layer（外顆粒層），IML：internal limiting membrane（内境界層）

視神経乳頭の血管密度は，健常眼に比べて緑内障眼で減少しており，その減少部位は
視野障害部位に一致する（**図6**）[2)10)]。ただし，視神経乳頭には密集する網膜大血管と

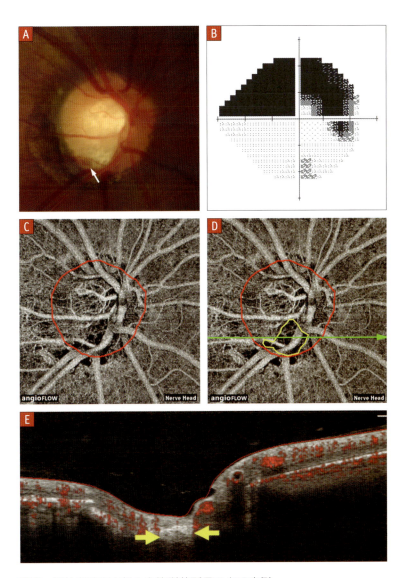

図6 視神経乳頭内部の血管脱落所見のある症例

カラー眼底写真にて篩状板部分欠損を疑わせる暗褐色部を認める（A，白矢印）。全
血流信号のOCTアンギオグラフィーen face画像（C，D）と緑矢印部（D）の血流信号
decorrelation画像（E）。赤枠は視神経乳頭縁，黄枠は視神経乳頭内部の毛細血管
脱落部を示している。黄枠内では篩状板前部の血流も脱落していることがわかる（E，
黄矢印）。Humphrey静的視野検査24-2グレースケールにて乳頭内部の血管脱落
所見部位に一致する上半視野障害を認める（B）。

リムの存在のために，乳頭内部の血流をきれいに描出することは必ずしも容易ではない。乳頭内部のOCTアンギオグラフィー画像を診断に用いるのは現状では難しそうである。

6 おわりに

OCTアンギオグラフィーにより描出される血流画像は，緑内障による障害を客観的に判断する新たな検査として期待される。緑内障診断に対する有用性は現状ではあくまで補助的な役割でしかなく，OCTによる厚みを用いた診断には及ばない。しかし，OCTアンギオグラフィー自体がまだ発展途上のテクノロジーであり，今後の画質の向上や解析ソフトウェアの改善次第では緑内障診断における立場も変化する可能性を秘めている。

文 献

1) Liu L, et al：Optical coherence tomography angiography of the peripapillary retina in glaucoma. JAMA Ophthalmol. 2015；133(9)：1045-52.
2) Akagi T, et al：Microvascular Density in glaucomatous eyes with hemifield visual field defects：An optical coherence tomography angiography study. Am J Ophthalmol. 2016；168：237-49.
3) Yarmohammadi A, et al：Relationship between optical coherence tomography angiography vessel density and severity of visual field loss in glaucoma. Ophthalmology. 2016；123(12)：2498-508.
4) Yarmohammadi A, et al：Optical coherence tomography angiography vessel density in healthy, glaucoma suspect, and glaucoma eyes. Invest Ophthalmol Vis Sci. 2016；57(9)：OCT451-9.
5) Rao HL, et al：A comparison of the diagnostic ability of vessel density and structural measurements of optical coherence tomography in primary open angle glaucoma. PLOS ONE. 2017；12(3)：e0173930.
6) Yamada H, et al：Microstructure of peripapillary atrophy and subsequent visual field progression in treated primary open-angle glaucoma. Ophthalmology. 2016；123(3)：542-51.
7) Lee EJ, et al：OCT Angiography of the peripapillary retina in primary open-angle glaucoma. Invest Ophthalmol Vis Sci. 2016；57(14)：6265-70.
8) Suh MH, et al：Optical coherence tomography angiography vessel density in glaucomatous eyes with focal lamina cribrosa defects. Ophthalmology. 2016；123(11)：2309-17.
9) Takusagawa HL, et al：Projection-resolved optical coherence tomography angiography of macular retinal circulation in glaucoma. Ophthalmology. 2017 pii：S0161-6420(16)32385-5.
10) Bojikian KD, et al：Optic disc perfusion in primary open angle and normal tension glaucoma eyes using optical coherence tomography-based microangiography. PLOS ONE. 2016；11(5)：e0154691.

索 引

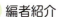 編者紹介

富田剛司 *Goji Tomita*

東邦大学医療センター大橋病院眼科 教授

【略歴】

1980年3月	岐阜大学医学部医学科 卒業
1986年4月	岐阜大学医学部付属病院眼科 講師
1986年7月～1988年6月	米国タフツ大学医学部眼科 留学
1992年12月～1993年11月	フィンランド, ヘルシンキ大学眼科 客員研究員
1999年10月	東京大学大学院医学系研究科感覚・運動機能医学講座眼科学 助教授
2007年5月より現職	

【所属学会名および役職名】

日本眼科学会監事
日本緑内障学会理事
日本視野学会理事

緑内障を見逃さない
眼底・OCTの見かた

定価（本体5,500円＋税）
2018年 2月20日 第1版

編　者	富田剛司	
発行者	梅澤俊彦	
発行所	日本医事新報社	www.jmedj.co.jp
	〒101-8718　東京都千代田区神田駿河台2-9	
	電話 (販売) 03-3292-1555　 (編集) 03-3292-1557	
	振替口座　00100-3-25171	
印　刷	ラン印刷社	

© Goji Tomita 2018 Printed in Japan
ISBN978-4-7849-6237-2 C3047 ¥5500E